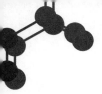

世图医学

医学研究
启蒙与探索

主编 黄陈

ENLIGHTENMENT
AND EXPLORATION
OF MEDICAL RESEARCH

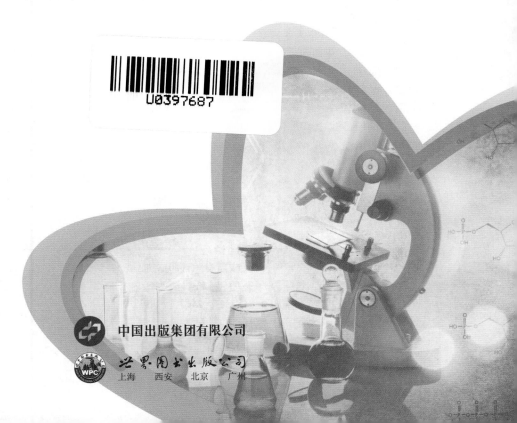

中国出版集团有限公司

世界图书出版公司
上海 西安 北京 广州

图书在版编目(CIP)数据

医学研究启蒙与探索/黄陈主编. —上海：上海
世界图书出版公司,2024.6
ISBN 978-7-5232-1193-9

Ⅰ. ①医… Ⅱ. ①黄… Ⅲ. ①医学-研究 Ⅳ. ①R

中国国家版本馆 CIP 数据核字(2024)第 063881 号

书　　名	医学研究启蒙与探索
	Yixue Yanjiu Qimeng yu Tansuo
主　　编	黄　陈
责任编辑	陈寅莹
出版发行	上海世界图书出版公司
地　　址	上海市广中路 88 号 9-10 楼
邮　　编	200083
网　　址	http://www.wpcsh.com
经　　销	新华书店
印　　刷	杭州锦鸿数码印刷有限公司
开　　本	787mm×1092mm　1/16
印　　张	15.75
字　　数	270 千字
版　　次	2024 年 6 月第 1 版　2024 年 6 月第 1 次印刷
书　　号	ISBN 978-7-5232-1193-9/ R·723
定　　价	150.00 元

版权所有　翻印必究

如发现印装质量问题,请与印刷厂联系

(质检科电话:0571-88855633)

主编简介

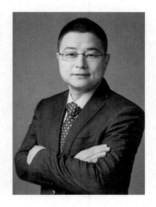

黄陈，上海交通大学医学院附属第一人民医院胃肠外科主任、胃癌综合诊治中心主任，主任医师、博士生导师、博士后导师，上海交通大学医学院外科学博士、美国MD 安德森癌症中心肿瘤学博士后、日本国立癌症中心访问学者、上海交通大学文治讲堂特聘教授。

长期从事胃肠肿瘤基础研究、转化研究和临床研究。主持国家自然科学基金四项，上海市科委、上海市卫健委等课题多项。申请实用新型专利三项、发明专利一项。在 Nature Communication、Cancer Research、Clinical Cancer Research、Oncogene 等 SCI 期刊发表第一或通讯作者论文四十余篇。入选上海东方英才拔尖项目、上海市科技启明星、上海市浦江人才、上海市"医苑新星"杰出青年医学人才、上海交通大学"晨星学者"、上海交通大学医学院"研究型医师"、上海交通大学医学院"杏林育才"等。以第一完成人分别获得上海医学科技奖青年奖、上海市抗癌科技奖二等奖、上海市优秀发明选拔赛优秀创新奖银奖。

担任国家自然科学基金评审专家、教育部学位中心论文评审专家、中国博士后科学基金评审专家、中国临床肿瘤学会基金评审专家。担任中国临床肿瘤学会胃癌专委会委员、中国医师协会结直肠肿瘤专委会委员、中国抗癌协会腹膜肿瘤专业委员会委员、中国医促会外科分会委员、中国医师协会肛肠外科医师委员会委员、上海医师协会普外科医师分会委员、上海医学会普外分会胃肠外科学组委员、上海市研究型医院协会普通外科微创专业委员会副主任委员、上海抗癌协会胃肠肿瘤腹腔镜专委会常务委员、上海虹口外科临床质控组长等。

长期从事消化道肿瘤诊断与治疗,尤其在胃癌、结直肠癌微创外科治疗方面积累了丰富的临床经验,国内率先开展 AI 人眼追踪－4K 高清－裸眼 3D 腹腔镜胃肠肿瘤手术、上海率先开展第四代达芬奇机器人单孔结直肠癌手术和单孔胃肿瘤切除术、国内率先开展第四代达芬奇机器人单孔"肠肝同切术",入选平安中国好医生榜"上海最佳胃肠外科医师"。

编 委 名 单

主 编
黄　陈

编写人员
（以姓名拼音为序）

董淑娴　范广建　傅中懋　李胜利　罗　再
孙思隽　王　俊　王义平　王悦玲　徐亦天
杨正峰　张鹏善　张少鹏　张　原　郑　扬

编写秘书
张　原

习近平总书记指出,高等教育是一个国家发展水平和发展潜力的重要标志。高校是国家科创体系的重要组成部分,高水平研究型大学又是强化科技创新策源功能的建设主体。全面深化高等教育综合改革服务促进高质量发展,主要任务之一就是要提高人才自主培养质量、造就拔尖创新人才。

医学研究启蒙教育是造就拔尖创新人才重要途径,对于帮助医学本科生及研究生了解医学研究基本知识及方法,提高科研能力和实践操作能力具有重要意义。当前医学研究的启蒙及早期教育仍是医学教育中的薄弱环节。如何正确开启医学科研之旅、领悟医学研究魅力,如何早期接触医学研究的关键核心技术、点燃头脑中的思维火花,显得尤为重要。

主编邀我作序令我诚惶诚恐,唯忧自己词不达意,有损其心血,故不敢贸然应允。但是欣闻他近五年一直致力于对本科生和高中生中的超前拔尖人才进行培养，成绩斐然，且不乏我母校上海市松江二中的莘莘学子，让我感受到了"医校合作、协同育人"巨大魅力，使我无法再行推托。拜读全书，令人耳目一新，意义非凡。

其一，本书在医学科研入门方面提供了非常宝贵的经验和指导，为医学本科新生和有志于未来学医的高中阶段学生提供了医学研究方法和实践操作等关键技能，对于实现医学科研入门、夯实医学研究基础、提高医学科研水平，具有理论指导实践的重要意义。

其二，本书特色在于以内在机理与技术逻辑为关键、探索医学的研究路径为主线，为读者找到一把金钥匙，循循善诱地打开攀登医学学术高峰之门，对于培养青年学生科学精神、培养正确的科学方法、建立科学的医学研究思维体系具有重要意义。

其三，本书对于医学教育的推广和普及也具有重要意义。在信息时代，医学研究领域的发展日新月异，医学领域的知识和技术也在不断地更新和发展。因此，对于广大有志于从事医学研究的学生而言，不断更新和学习医学知识和技术非常重要。《医学研究启蒙与探索》一书可以为广大医学本科生和有志于学医的高中生提供非常宝贵的学习资料和实践指导，帮助他们更好地了解医学研究的基本知识和方法,提高科研素养和实践操作能力,为未来的医学研究工作打下坚实的基础。

我热切期待该书的顺利出版,并希望能以此为契机,完善科教协同育人体系,丰富"高中生-本科生-研究生"序贯制培养的医学教育新模式,实现高中生与不同阶段医科生培养的深度融合与无缝衔接,推动超前拔尖医学创新人才的培养,助推大学生创新创业能力提升,为教育强国、科技强国、人才强国和健康中国做出应有的贡献。

吴正一

上海交通大学医学院党委副书记、副院长

　　早期医学研究教育是医学教育中及其重要的一环，对于提高人类福祉、维系人类健康具有显著的影响，早期开展医学研究对于培养具备扎实医学基础知识、熟练掌握医学研究方法和实践操作能力的医学人才至关重要。本书根据上海交通大学医学院附属第一人民医院黄陈主任科研带教实际进行整理和总结，具有重要的理论和实践价值，对于医学研究教育发展具有重要意义。

　　《医学研究启蒙与探索》一书的编排极具匠心，由浅入深地引导读者逐步掌握医学研究的技能和知识。它涵盖了中文文献检索与阅读、英文文献检索与阅读、细胞培养技术理论和实践篇、临床数据的收集与随访、实验室安全及注意事项，以及统计学和数据分析等多个方面。通过学习本书，学生可以了解医学研究的基本概念和理论，掌握文献检索的方法，学习实验技术的要点，掌握数据收集和分析的技巧，提高科研能力和实践操作能力。

医学研究启蒙教育在与上海市松江二中的合作试点中取得了丰厚的成果。近年来,参与医学科研项目的上海市松江二中高中生多人获得全国中学生生物学联赛(上海赛区)比赛一、二等奖;部分同学荣获全国中学生生物学奥林匹克竞赛银牌和铜牌;在第36、37、38届上海市青少年科技创新大赛中,多名同学获评二等奖2项、三等奖3项,并有多人被清华大学、北京大学、上海交通大学医学院等双一流高校录取,充分体现出早期接触医学科研的重要性和必要性。

本书的出版将进一步推动医学研究启蒙教育的发展,并为更多的学生提供机会,探索医学科研的奥秘。我由衷期待《医学研究启蒙与探索》一书的问世,并相信它将成为医学研究教育领域的重要参考资料。希望这本书能够激发更多学生对医学研究的兴趣,培养更多具备扎实医学基础知识和科研能力的优秀医学人才,为医学研究教育发展注入新的活力。

最后,谨向黄陈主任和所有参与本书编写的团队成员表示衷心的感谢和祝贺。

姚辉

中共上海市松江区教育工作委员会书记

上海市松江二中 ESAIS 跨学科课程是上海市提升中小学课程领导力行动研究项目的重要组成部分,其通过结合多学科知识,培养学生的创新素养和社会责任感,通过激发问题意识和责任意识,引导学生将研究问题与社会实际相联系,旨在培育有理想、有本领、有担当的时代新人。

自 2019 年与上海交通大学医学院附属第一人民医院开展跨学科课程合作以来,在黄陈主任的带教下,该项目在人才培养、科研创新方面获得了丰硕成果,充分展现了"科创合作、协同育人"模式的可行性与有效性。

本书根据黄陈主任科研带教内容精心整理和汇编而成,内容编排由浅入深,从中文文献检索到 Endnote 的进阶操作,全面系统地介绍了医学研究的基础理论与初步实践。我校参与此项目的高中生均获得上海市青少年科技创新大赛二等奖及三等奖,部分同学荣获全国中学生生物学奥林匹克竞赛银牌和铜牌，多名同学顺利考入清华大学生物学专业、北京大学生物学专业、上海交通大学医学院八年制临床医学专业。充分体现出本书的教育价值和实际意义。

同时，本书为我校科研教育也提供了良好的借鉴和参考，为我校科研合作提供了有力的支持和保障。通过对医学基础知识、医学研究方法和实践操作能力三个方面的学习，高中生可以更好地了解医学研究的基本知识和方法，提高科研能力和实践操作能力，为未来的医学科研工作打下坚实的基础。

衷心期待本书早日出版，推广和普及科研合作的有益经验，为更多高中生提供未来方向及科研启迪，为医学研究事业培育更多人才，为人类健康和发展做出更大的贡献！

俞金飞

上海市松江二中校长

前言
Foreword

新医科创新人才的培养离不开医学科研，科研工作对于推动医学领域的发展和提高人民健康水平具有不可替代的重要作用。医学科研为新医科创新人才提供更为广阔的视野和知识储备，使其能够更好地发挥创新能力，为充分激发并释放拔尖创新人才的潜能，加快拔尖创新人才的早期识别及培养助力。

然而，在当前医学科研启蒙教育中，主要存在着以下问题：一是缺乏系统性，教育内容、方法、课程设置等整体性和协调性不足；二是缺乏实践性，教育内容与研究实际存在较为显著的差异，忽视了实践操作的培养；三是导师指导不足，未能给学生提供及时和有效的帮助，学生科研能力提升多来自自我摸索。针对上述问题，我们从医学研究方法和实践操作能力两大方面编撰本书，将医学基础知识融入其中，分别从文献检索、细胞培养、实验安全、临床数据及样本采集、RNA 和蛋白质的提取、PCR 和 Western blot 实验，以及部分常用科研软件如 Endnote、SPSS、R 语言等的使用方面进行内容安排,使读者获得全方位的医学科研入门能力,对于医学研究者的理论水平、实践能力的提升具有重要作用,同时为未来科研工作打下坚实基础。

本书内容设计由浅入深,内容覆盖医学研究各个领域,第一阶段"初出茅庐",重点在于从理论层面认识医学科研;第二阶段"小试牛刀",进一步提升文献检索、实践技能和数据处理能力;第三阶段"登堂入室",对于实验技术和软件操作能力有进一步的提升;最后阶段"大展身手",涉及科研软件和编程语言的进阶使用方法,并对于医学论文的撰写提供了指导,力求为医学科研启蒙注入新思考和新力量。然而,医学科研领域内容丰富,涉及面广,因时间精力及学识之限,书中难免有疏漏及不足之处,敬请各位同仁及读者批评赐教。

主编:黄陈

上海交通大学医学院附属第一人民医院

胃肠外科主任

目录
Contents

| 第一章 |

初 出 茅 庐

第一节　中文文献检索与阅读

一、绪论：为什么要进行文献检索？

不管对面的你是意气风发的高中生、本科生，还是刚刚踏入医学研究领域初出茅庐的研究生，文献阅读，对于每一个涉足医学研究领域的人来说，都是绕不开的重要内容。而文献检索，是实现高效文献阅读的必备素养。

在这个信息爆炸的社会，文献典籍也是浩如烟海。根据最新统计数据[1]，全球每年出版期刊 16 万余种，出版图书约 80 万种，其中科技期刊 8 万多种，年均发表论文 600 余万篇，会议文献 1 万余篇。面对如此庞大的信息量，不会文献检索，将无法筛选到重要的信息，也无法适应医学发展的需求。

1. 科学研究是个什么样的过程？

科学研究的过程(图 1-1-1)，实际上就是通过检验和实验客观地确立事实的过程。整个过程包括进行观察、形成假设、结果预测、实验验证和结果分析等(图 1-1-1)，主要包含以下六点：

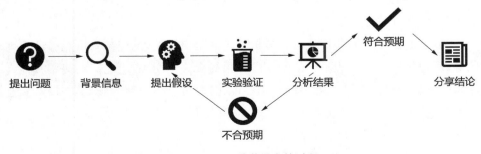

提出问题　　背景信息　　提出假设　　实验验证　　分析结果　　符合预期　　分享结论

不合预期

图 1-1-1　科学研究的过程

1) 通过观察提出问题

观察和提出问题是进行一切科学研究的基础。对于医学科研来说,主要问题来自临床实践。我们会根据临床问题提出一般性问题或以患者为导向的问题,并按照"FINER"标准(F:可行性,I:趣味性,N:新颖性,E:合乎伦理,R:相关性)进行问题设计。同时我们需要考虑患者群体、干预因素、比较方法、干预效果和时间间隔等(PICOT模式)[2]。对于涉及疾病发生、发展具体机制的思考,同样应该遵循这一整套的研究过程,而文献检索,是两者都不可或缺的重要环节。

2) 收集所需背景信息

收集背景信息,重在文献检索。这一过程有助于帮助研究者获取当前关于感兴趣问题的国内外研究现状,了解涉及该问题的已知信息,排除前人已经提出和研究过该问题的情况。这一过程对于优化问题设计至关重要。

3) 提出科学性假设

假设是我们对问题的初步解答,对预期结果的描述,倘若经过实验得到证实,假设即成为事实。当然,经过实验,假设可能被证实,也可能被推翻。一个有效的假设常表述为因果关系,如:VEGF的表达可能促进胃癌的生长、增殖和转移。

4) 设计实验进行验证

提出假设仅仅是迈出了最初一步,只有通过实验才能够验证假设的真实性和预测的准确性。根据问题的复杂性,实验验证可能很简单,也可能需要花费大量的时间和精力。诚然,我们需要大胆地设想,也需要小心地求证,这些实验的设计一定程度上需要发挥实验者的想象力,但最可靠的仍是"站在前人的肩膀上",通过大量阅读文献,获取实验验证方法,并付诸实施。在实验过程中,还需关注对变量的控制、对实验的重复等,以求获得最精确的结果。

5) 分析结果得出结论

当实验获得结果,我们就可以分析结果并得出结论,这些结果可能验证之前的假设,也可能产生意想不到的结果。如果结果并不明确,可能需要使用其他方法来找到更明确的答案。如果结果与假设相悖,可以提出新的假设,并设计实验去验证它。

6) 分享结果并提出新的假设

科学研究的最后一步,就是将已发现的成果公之于众,以利于成果的传播和科学的进步,其中最主要的就是书面报告。通过在科学期刊中发表相关成果和方法,以促进研究的扩展和深入。关于学术期刊的写作,我们将在最后一节具体探讨。

2. 如何提高自我的信息素养?

信息素养(information literacy,IL)指的是在需要时能识别、查找、评价并有效地使用信息的能力,它既是一种基本权利,也是进入信息社会的必备能力。更有学者认为,信息素养是一个多元化、综合性的概念,包含多方面的内容,从具备意识和伦理判断,到实际应用操作,再到开发和创造,都离不开信息素养。

但正所谓"纸上得来终觉浅",对于信息素养的提升,相关课程的学习,仅仅是一个基础,重在生活中的实践和体悟,以敏锐的观察力和深入的思辨力,对信息进行整理与思考,从而获得信息素养的提升。下面以 2022 年的搞笑诺贝尔奖为例,让我们直观感受下信息素养对医学研究的重要性:

2022 年的搞笑诺贝尔奖医学奖,颁发给了一项关于癌症治疗的研究"冰激凌可助癌症患者预防口腔黏膜炎"(图 1-1-2)。波兰华沙大学的研究者们针对临床常见造血干细胞移植方法所产生的不良反应——口腔黏膜炎,提出了一种简单易行而有趣的治疗方法,即"冰激凌疗法"。乍听起来这种说法十分荒诞,但研究者通过将接受化疗(服用美法仑)的 74 名肿瘤患者分为吃冰激凌和不吃的两组,并比较了他们化疗后口腔黏膜炎的发生率后发现,前者口腔黏膜炎发生率

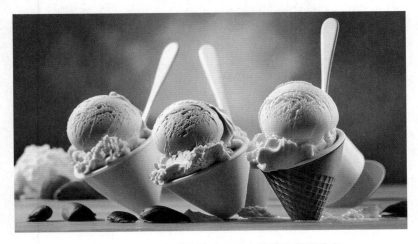

图 1-1-2 冰激凌可助癌症患者预防口腔黏膜炎

约29%,而后者口腔黏膜炎发生率比前者高2倍以上。进一步的机制分析则提出,低温可以通过降低口腔温度、收缩血管,减少黏膜组织接触的药物剂量。尽管这一发现并未得到广泛的临床验证与认可,但对于提升肿瘤患者的生存质量,提出了新的可行方案。

在这一研究中,研究者针对临床常见的问题进行了深入研究,通过总结归纳现象并设计临床实验进行分析,从而得出普遍性的结论。这一点,即是信息素养在科学研究中的重要体现。

3. 学术不端及规避方法

说完信息素养,不得不涉及一个重要的问题,即学术不端。伴随着我国科研总体水平的提升和学术产出的爆发式增长,学术不端问题也日益显著。除了在考试期间携带未经授权的材料或电子设备(录音或通信设备或可以存储数据的设备)的行为,学术不端行为还包括:剽窃、自我剽窃、捏造,伪造或歪曲数据、结果或研究的其他方面(包括文件和参与者同意,或呈现、记录此类数据等),以及在进行研究时未能履行法律、道德和专业义务等。

我国教育部自2016年9月1日起也正式实行《高等学校预防与处理学术不端行为办法》,指出了剽窃、抄袭、侵占他人学术成果,不当署名、买卖或代写论文等6种学术不端情形(图1-1-3)。

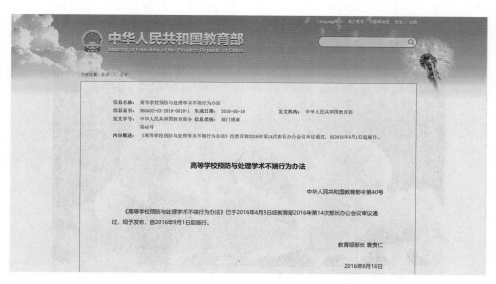

图1-1-3 教育部《高等学校预防与处理学术不端行为办法》

　　对于发表学术论文中所涉及的学术不端,是规避和打击的重点内容。2015年末,中国科协、教育部、科技部、国家卫生计生委、中科院、工程院、自然基金会七部门联合印发了《发表学术论文"五不准"》,包括:

　　(1)不准由"第三方"代写论文。即科技工作者应自己完成论文撰写,坚决抵制"第三方"提供论文代写服务。

　　(2)不准由"第三方"代投论文。即科技工作者应学习、掌握学术期刊投稿程序,亲自完成提交论文、回应评审意见的全过程,坚决抵制"第三方"提供论文代投服务。

　　(3)不准由"第三方"对论文内容进行修改。即委托"第三方"进行论文语言润色,应基于作者完成的论文原稿,仅限于对语言表达方式的完善,坚决抵制以语言润色的名义修改论文的实质内容。

　　(4)不准提供虚假同行评审人信息。在学术期刊发表论文如需推荐同行评审人,应确保所提供的评审人姓名、联系方式等信息真实可靠,坚决抵制同行评审环节的任何弄虚作假行为。

　　(5)不准违反论文署名规范。论文起草人必须征求署名作者对论文全文的意见并征得其署名同意。论文署名的每一位作者都必须对论文有实质性学术贡献。

　　小保方晴子有关 STAP 细胞的研究论文被 *Nature* 撤稿的案例已经家喻户晓,心脏干细胞研究的丑闻也还历历在目。我国研究者的撤稿率也呈现出逐年攀升的趋势。例如,在 2015 年,英国 BMC 出版社撤回 43 篇医学论文,其中有41 篇来自中国,主要问题出自"同行评审"。而在 2017 年,Springer 出版社旗下 *Tumor Biology* 也宣布撤回了 107 篇涉嫌同行评议造假的论文,均来自中国研究机构。抵制学术不端,提振中国论文的学术声誉,已成为迫在眉睫的问题。

　　那么,学术不端包含哪些内容,又该如何规避学术不端呢?

　　一般认为,学术不端主要包含剽窃抄袭、数据造假、引用不当和同行评议造假这几个方面。剽窃抄袭不仅限于内容的相似和图片信息的重复,还包括观点的雷同;数据造假包括违反实验规范、表格数据抄袭、违反实验数据原始性等;引用不当包括参考文献引用不当、违反格式规范、过度引用等;而同行评议造假主要表现在提供虚假的同行评审人信息。

　　针对这些可能存在的学术不端行为,现代科技也为我们提供了多种手段进行学术不端的审核和规避。对于中文论文,中国知网、万方数据知识服务平台、维普网等,都提供了查重通道,用以避免文字内容的重复问题。而对于英文论文,Turnitin 也提供了查重的平台。另外,对于图像的查重,iL Pixel,ImaChek,FigCheck 等科学图像检测系统也能够提供助力(图 1 - 1 - 4)。

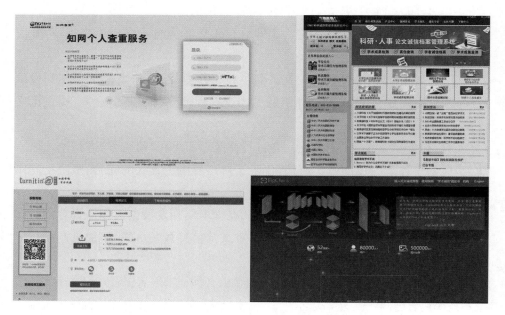

图 1 - 1 - 4　常用的论文及图像查重平台

二、文献检索的步骤及效果评价

在正式进入文献检索之前,我们首先需要了解一下文献检索的概念和基本内容。广义的文献检索指的是文献信息的储存和检索两个过程。文献信息储存是针对大量无序的文献信息,通过整理、分类、浓缩、标引等方式,将其系统化、有序化、可检索化,建成具有检索功能的工具或检索系统。该过程需要对信息源的外表特征和内容特征进行分析和识别,并按照一定的技术标准和规范进行处理和管理。通过文献信息储存,人们可以更加方便、快捷地获取所需要的信息资源,并满足不同领域学术研究、教学和实践应用的需求。而文献信息检索是利用编制好的检索工具或检索系统,根据用户需求进行筛选和查询,从大量存储的文献资料中获取特定信息的过程。在狭义上,文献信息检索是通过科学的方法利用专门的检索工具或检索系统,以快速、准确、完整地查找与用户提问相关的文献资料为目标的过程。这一过程需要对用户需求进行深入的分析和理解,并使用合适的检索词汇和技术手段进行检索和过滤,以便精准地获取用户所需要的信息资源。

1. 文献检索五步法

文献检索的方法和理论多种多样,但检索策略较为一致。一般而言,文献检索可以通过以下五个步骤完成:

1) 分析研究课题,明确检索要求

这一过程的目的在于明确课题所包含的主题概念、具体要求与它们之间的关联,从而为制定检索策略提供方向。我们所需考虑的不仅仅有主题内容及其学科性质,还需考虑到文献类型、时间范围、检索要求等。查新的目的是及时获取最新内容;查准的目的是检索出针对性强的文献,能够解决研究中的具体问题;而查全则是一种回溯性的检索,旨在全面了解某一特定领域的发生、发展和现状。由于不同的需求带来的检索方法存在差异,因此明确检索要求是开始文献检索过程的关键步骤。

2) 根据课题要求,确定检索工具

在明确检索要求后,就需要明确我们使用何种工具进行文献检索,选择合适的检索工具,才能获得全面而准确的检索目的。可以通过查阅教科书、工具书等,了解课题的基础知识,进而了解与课题有关的人物、术语等。在这一过程中,词典、手册、指南查询等多种手段都可作为辅助。而对于有关内容的更加全面的了解,以及了解关于该课题的最新进展,则需要通过文献检索的方式来完成。如对于中文医学文献,可以通过中国生物医学文献数据库、万方、维普等多个平台进行;而对于英文医学文献,可以借助 PubMed、Embase 等工具进行。

3) 选择检索方法

常用的检索方法包括布尔逻辑检索(如 and,or,not)、截词检索(如 * ,?)、邻近检索(如 near,with,prev)、字段检索(将检索范围限制于某一位置,如篇名、作者、机构、杂志等)、加权检索(通过计算检索词的权重,使得权值之和超过阈值的,方可被检索到)、精确检索和模糊检索、跨库检索等,这些检索方法及应用将在后文具体描述。

4) 确定检索途径和检索标识

这里需要考察文献的外表特征和内容特征。外表特征主要包含文献篇名、作者等,而内容特征包含分类途径、主题途径、其他途径(如化学分子式)等。

5) 通过文献线索,获取原始文献

这是文献检索的最终步骤。通过上述方法明确文献后,就需要借助多种途径进行文献的下载。原始文献的获取主要依靠全文数据库的使用,这一点将在后文详细阐述。使用学校图书馆的书目系统及资源共享服务进行下载,或直接向作者索取,也是获得原始文献的常用方法。

2. 如何评价自己的检索质量

拿到检索结果并不是文献检索的终点,而仅仅是一个开始。检索效果的评价,即对检索文献的质量进行评估,并按要求调整后继续检索,是文献检索不可缺少的步骤。未进行效果评价的检索,纵使花费了大量的时间,也可能没有我们所需要的信息。那么,如何来进行效果的评价呢?

这里主要用到两个指标进行检索效果的评价,一个是查全率,指的是系统在进行某一检索时,检索出的相关文献与系统文献库中的相关文献总量之比率;一个是查准率,指的是系统在进行某一检索时,检索出的相关文献数量与检索出的文献总量的比率。单看这一定义可能会让读者感到迷惑,那么,用简单的公式来阐释这两个概念:对相关文献进行检索时,被检索到的相关文献称为命中数,而未检索到的相关文献称为漏检数;无关文献被检索到的数量称为误检数,而未被检索到则称为正确拒绝。

对于查全率来说,查全率=命中数/(命中数+漏检数)

对于查准率来说,查准率=命中数/(命中数+误检数)

了解了上述概念,将为文献检索质量的提高奠定理论基础。那么应该使用怎样的方法提升检索质量呢?

3. 提高检索质量的方法

提高文献的检索质量,即对于查全率和查准率的提升来说,主要依赖两种方法,一种是通过调整检索式的构建,另一种是改变检索策略。两者相辅相成,需要在实践中不断揣摩和锻炼。那么首先来认识一下,检索式是什么。

1) 检索式的构建

检索式的构建主要依靠布尔算符及位置算符进行串联。常用的布尔算符包括:and,or 和 not。其中 and 表示"与"的逻辑,用符号表示为"＊",对检索逻辑进行限制,主要用以提高查准率,在检索式里可写作"A and B"或"A ＊ B";or 表示"或"的逻辑,用符号表示为"＋",主要用以提高查全率,写作"A or B"或"A＋B";not 表示"非"的逻辑,表示否定,用符号表示为"－",通过对检索词的反向限定,提高查准率,可写作"A not B"或"A－B"。

除了这些最常用的算符外,还有一些算符参与了检索式的构建并为影响文献的查全率、查准率提供了新的方法。如需要对所连接的各个检索词间的位置关系进行限定时,可使用位置算符 near,with 等;需要对相关词语进行模糊搜索提高查全率时,可使用"*"替代任意字符,如 child * 可以检索到 child,children,childish 等多个相关词汇;或需要针对单个字符进行替代时,还可以使用"?"这一符号。

2)检索策略的调整

(1)检索策略调整是在宏观层面对检索效果进行调整,常用于提高查全率的方法有以下四种。

① 扩展检索词的指示范围(即专指度),补充一些上位词和相关词语到检索式中;

② 调节检索式的网罗度,减少"and"的使用;

③ 进行族性检索,如可以使用分类检索方法,或使用一组同义词、近义词、相关性并采用"或"逻辑进行连接;

④ 使用截词符,降低限制符的严格限制。

(2)提高查准率的方法则与上述相反,主要包括以下六种。

① 限制检索词的指示范围,换用专指度较强的规范词或自由词进行检索;

② 增加"and"的使用,限定主题概念;

③ 使用位置算符,对检索词所在字段的位置和顺序进行限定;

④ 限制年限、文献类型等文献外部特征;

⑤ 使用"非"逻辑限制不相关文献的出现;

⑥ 使用 mesh 主题词检索,而不使用或少用自由词直接检索。

三、中文文献的检索方法

1. 常用的中文文献检索数据库

文献信息数据库包含文摘型数据库、全文型数据库、事实与数值型数据库、多媒体数据库、知识库等多种类型,其中文摘型数据库及全文型数据库是医学生进行文献检索中最常使用的两种数据库类型。

文摘型数据库是文献检索中最常用的数据库,主要由论文的摘要、题名和作者等题录信息所构成,对于中文文献来说,主要为中国生物医学文献数据库即 SinoMed,而对于英文文献来说主要为美国生物医学文摘(*PubMed*)、荷兰医学文摘(*EMBase*)、美国生物学文摘(*Biological Abstracts*)、美国化学文摘(*Chemical Abstracts*)等。然而 SinoMed 检索需要通过 IP 登录,对日常检索造成一定的限制,故本书不对该数据库进行详细讲解。

全文型数据库是将文献的全文直接转换成计算机可识别和处理的信息单元形成的数据集合。这种数据库对文献中的字词、句子和段落进行了深度加工,使其可以使用自然语言搜索和截词、邻近算符等匹配方法进行全文检索。中国知网、万方、维普,都是常用的中文文献的全文型数据库,将在后文对以上数据库的使用进行详解。

2. 中国知网

中国知识基础设施工程(China National Knowledge Infrastructure,CNKI)简称中国知网(图1-1-5)。其收录了90%以上的中国知识资源,及来自65个国家和地区7万余种期刊、百万册图书,累计文献量超过3亿篇。其资源内容主要包括《中国期刊全文数据库》《博硕士学位论文全文》《中国重要会议论文全文数据库》《中国重要报纸全文数据库》《中国年鉴网络出版总库》五种。接下来,将重点解读如何在中国知网中检索和保存资源。

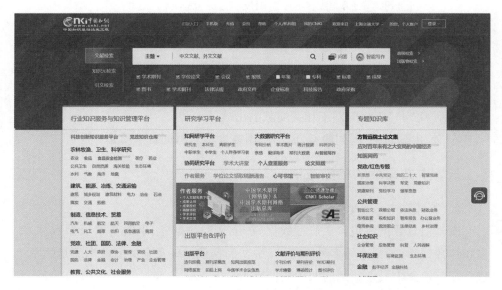

图1-1-5 中国知网首页

如上图所示,CNKI采用一框式检索的方法,通过在左侧选项中选择检索字段,并在输入框中输入自由词汇进行检索。检索字段包括主题、篇关摘、关键词等15项。

(1)主题检索:主题检索是一种搜索字段,它包含了一篇文章的所有主题特征。在搜索过程中,使用了专业词典、主题词表、中英对照词典、停用词表等工具,并采用了关键词截断算法,以截断低相关性的文献。在输入关键词进行主题检索后,下拉选项会根据输入主题词进行智能提示,以帮助检索者找到最合适的主题检索词。该过程如图1-1-6所示。

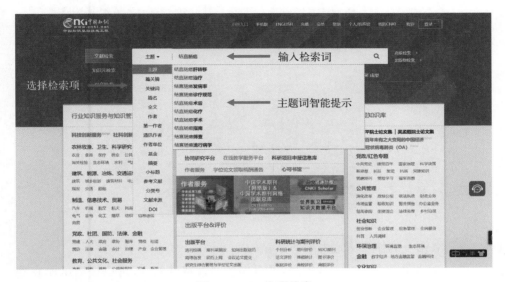

图1-1-6 主题检索

(2)篇关摘检索:篇关摘检索是指在篇名、关键词、摘要范围内进行检索,即融合了篇名检索、关键词检索和摘要检索。

(3)关键词检索:通过关键词检索,可以检索到文献原文中给出的中英文关键词,以及经过分析计算后机器标引的关键词。机器标引的关键词是基于对全文内容的分析,结合专业词典得出的,能解决文献作者所提供的关键词不够全面准确的问题。

(4)篇名检索:期刊、会议、学位论文、辑刊的篇名为文章的中、英文标题。报纸文献的篇名包括引题、正标题、副标题。年鉴的篇名为条目题名。

(5)全文检索:全文检索指在文献的全部文字范围内进行检索,包括文献篇名、关键词、摘要、正文、参考文献等。

(6)作者检索:对于一般文献查询而言,文章中、英文作者为期刊、报纸、会议、学位论文、年鉴、辑刊的作者。如图所示,在进行作者查询时,下拉选框会根据可能的作者单位进行作者引导,帮助检索者更准确地定位(图1-1-7)。

(7)第一作者检索:当只有一位作者时,该作者即为第一作者。有多位作者

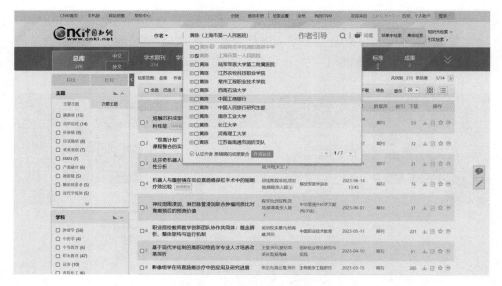

图 1 - 1 - 7　作者检索

时,将排名第一的作者认定为第一作者。

(8) 通讯作者检索:一般而言,通讯作者会被特殊标引,可以按通讯作者进行检索。在作者列表中,通讯作者一般作为主要负责人,排名最后。

(9) 作者单位检索:作者单位一般为原文给出的作者所在机构的名称,也包含学位授予单位、任职单位等。

(10) 基金检索:受到某项基金资助的文献可以根据基金检索进行具体定位。支持基金检索的资源类型包括期刊、会议、学位论文、辑刊(图 1 - 1 - 8)。

(11) 摘要检索:除了原文未明确给出摘要的,会提取正文内容的一部分作为摘要,一般摘要会通过中英文对全文进行整体概括。

(12) 小标题检索:期刊、报纸、会议的小标题为原文的各级标题名称,学位论文的小标题为原文的中英文目录,中文图书的小标题为原书的目录。

(13) 参考文献检索:检索参考文献里含有检索词的文献。期刊、会议、学位论文、年鉴、辑刊等均支持参考文献检索。

(14) 文献来源检索:文献来源指文献出处。对非学位论文的文献来说,其来源为文献所在的刊物。

(15) DOI 检索:输入 DOI 号可以检索到期刊、学位论文、会议、报纸、年鉴、图书。国内的期刊、学位论文、会议、报纸、年鉴只支持检索已在知网注册过 DOI

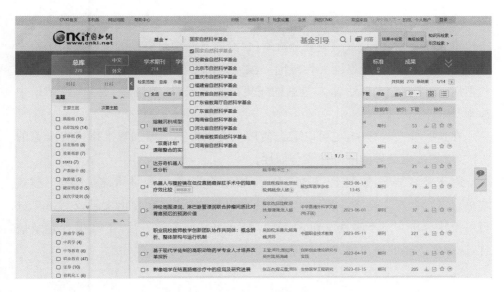

图 1-1-8　基金检索

的文献。

　　默认检索仅输入一个检索词和检索字段进行,但更多的限制条件可通过"输入检索条件"下方的"+"选项进行增添,最多可达 7 项,并通过"并且""或者""不含"逻辑关系进行连接。对模糊检索而言,检索结果中包含检索字/词,而精确检索则精确到结果字段完全等同检索字段。

　　高级检索是中国知网具有的另外一种常用的检索功能。其使用方法与基本检索类似,但增加了一些限定条件,如词频、扩展、检索时间等(图 1-1-9)。

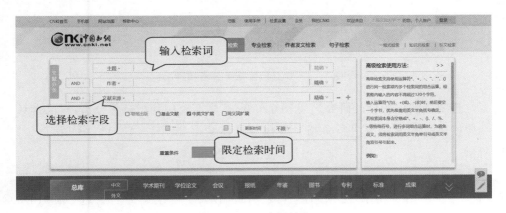

图 1-1-9　高级检索

除上述常用的检索方式外,中国知网还支持专业检索(即通过组合检索式进行检索)、作者发文检索、科研基金检索(含有该基金项目资助的文献)、句子检索(检索输入关键词出现在同一句或同一段)、来源期刊检索、二次检索等(在一次检索后,继续在输入框中输入检索词或更改限定条件、范围等,并点击"结果中检索")。

在这些检索过程中,也可以融合使用上文中提到的增加查准率或查全率的方法,增加检索结果的准确性或全面性。

对于检索结果,如图1-1-10所示,根据相关性、发表时间、被引量、下载量或综合进行自定义排序,同时可以通过"导出与分析"选项导出文献或对结果进行可视化分析。对于多选文献的下载,即可通过如图的方法,下载保存题录信息,选择所需要的输出格式进行保存。

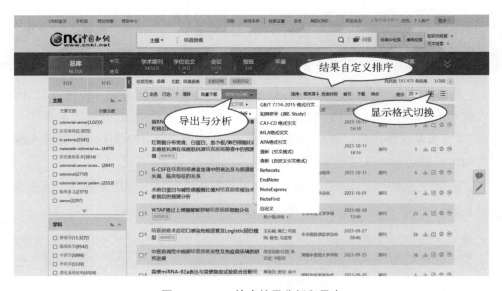

图1-1-10　检索结果分析和导出

想要了解该领域的研究进展及分布变化,则需要用到可视化分析,对已选择结果或所有检索结果进行分析。操作及具体结果如图1-1-11、图1-1-12所示。

如果不需要对大量结果进行分析,也可以选择对单个文献进行直接下载,如图1-1-13界面所示,可以选择直接手机阅读、网页阅读,或者通过CAJ/PDF格式下载。需要注意的是,如使用CAJ下载,需要预先安装知网研学软件。

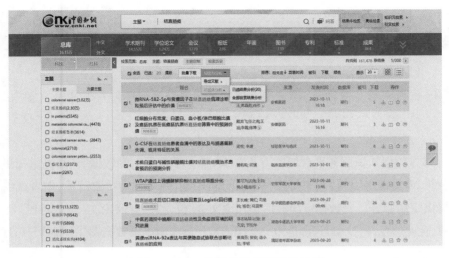

图 1‑1‑11　检索结果的可视化分析

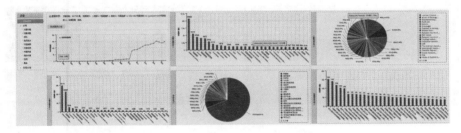

图 1‑1‑12　可视化分析具体结果展示

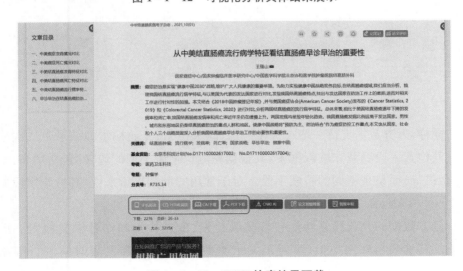

图 1‑1‑13　CNKI 检索结果下载

练习题

1. 请使用精确匹配检索上海交通大学医学院附属第一人民医院黄陈教授所发文章。
2. 请检索近3年标题、摘要或关键词中含有结直肠癌的综述文章。

3. 万方数据

万方数据知识服务平台简称万方数据，整合了各类型的数据资源，提供知识脉络分析、专题服务、科技动态等多种信息分析功能，并可针对特定行业、作者或编辑部提供定制服务。其数据资源囊括期刊论文、学位论文、会议论文、外文期刊、专利、法规、企业信息、科技动态等，是另一个国内常用的文献检索数据库（图1-1-14）。

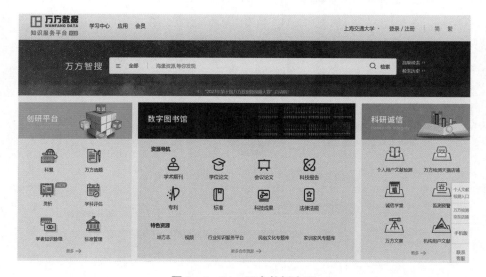

图 1-1-14　万方数据主页

同样，万方数据支持一站式快速检索、高级检索、专业检索和结果中二次检索。其检索字段隐藏在输入框中，其根据左侧选框中类型的选择（包括期刊、学位、会议等）而呈现不同的检索字段。对于常用的期刊检索来说，其检索字段如图1-1-15所示。检索人员可以根据所需进行检索。

万方数据的高级检索功能包含高级检索、专业检索和作者发文检索三个功能。其选项与知网类似，可对于文献类型、检索信息和发表时间进行限制（图1-1-16）。

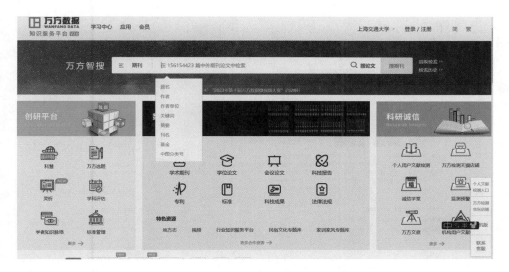

图 1-1-15　万方数据期刊检索选项

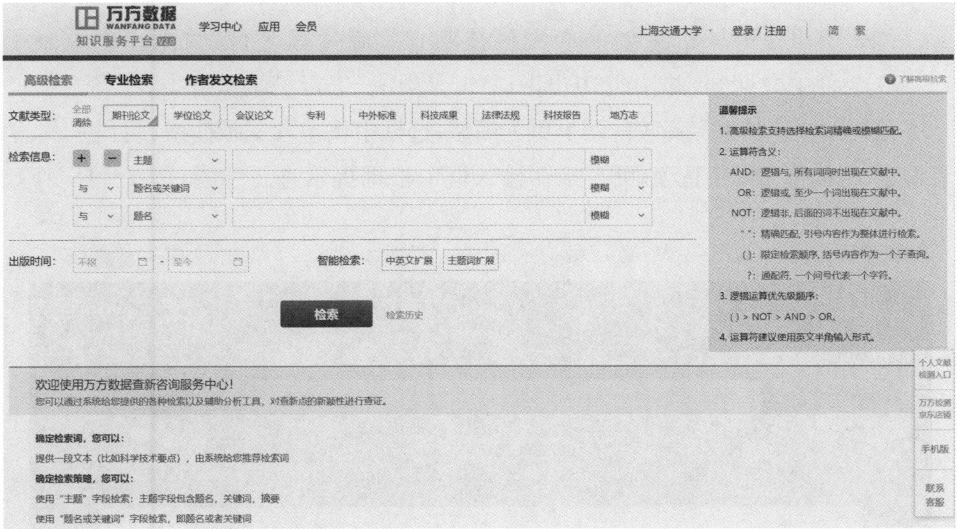

图 1-1-16　万方数据高级检索选项

但万方数据结果显示和导出界面与中国知网相比差异较大。如图 1-1-17 所示,全文直达可直接以网页 PDF 形式展示文献内容,引用选项可直接生成用以撰写参考文献的引用格式,同时以框式布局明晰展现了其来源期刊、相关文献等。

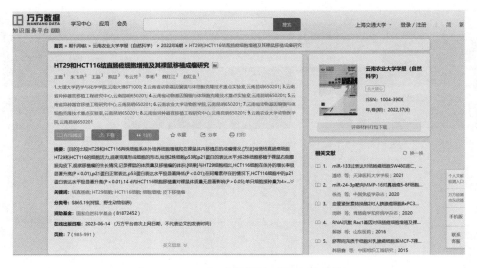

图 1 - 1 - 17 万方数据结果展示及下载

4. 维普数据库

维普资讯是另一个主要的中文科技期刊文献搜索平台,数据库中收录了 12 000 余种中文期刊,并按照《中国图书馆分类法》进行了学科分类。

该网站快速检索界面较前两个更为简略,选框中仅包含文献搜索、期刊搜索、学者搜索、机构搜索四个选项,可直接在输入框中根据提示进行检索(图 1 - 1 - 18)。

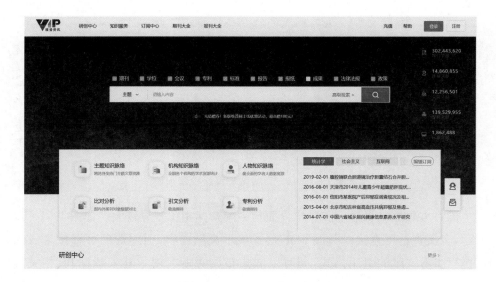

图 1 - 1 - 18 维普资讯主页

而高级检索则较前两者更为丰富,除了对检索字段和时间进行限定外,对来源期刊、学科也做了更细的限制(图1-1-19)。结果的分析和下载和前两者没有太大的差异。

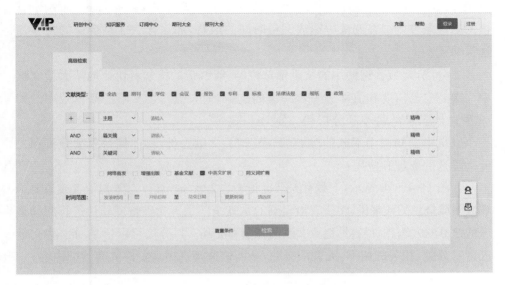

图1-1-19 维普数据库高级检索

四、中文文献的阅读方法

学会中文文献的检索,仅仅是拿到了通往科学知识宝库的钥匙,而最终的意义则在于阅读文献,通过学习和汇总他人已发表的学术成果,得到关注领域的总体认识和现状,并能够进一步提出问题和解决问题,获得该领域的新的突破。然而,文献内容卷帙浩繁,初学者常将文献阅读视作一项具有挑战性的任务,往往花费大量的时间精力,却不得其门而入,无法获得有价值的信息。那么,中文文献应该如何进行阅读呢?

1. 文献筛选——去粗取精二分法

文献的筛选,是进行有效文献阅读的前提条件,却也是一项需要经验不断精进的技术。不管是从SinoMed、中国知网,还是万方数据、维普资讯下载的文献,不管目的在于了解实验方法,还是了解某领域研究现状,文献的下载和阅读往往并不是孤立的,而是根据题录信息批量下载,这既考验文献的整理归纳能力,也考验对文献的选择和鉴别能力。

一般来说,中文文献可以通过 Noteexpress,或直接使用知网研学客户端进行文献整理、归纳,而对于英文文献来说,Endnote 仍是最为常用的文献管理工具。关于文献管理工具的使用将在后文中具体讲述。而文献的选择和鉴别则需依赖检索者本人——过于严苛的筛选可能会使某些重要文献被筛掉,而过于宽松的筛选条件则会在阅读中造成大量时间的浪费,那么什么才是合适的文献筛选策略呢?

二分法,是最普遍使用的文献筛选策略,能够帮助检索者快速地从大量文献中筛选到自己需要和值得进一步阅读的文献,大大提高了文献的阅读效率。其原理也十分简单,即单项分析和二分类筛选。

以从中国知网中下载的"结直肠癌"相关文献为例,具体探讨单项分析和二分类筛选的原理和应用:

如图 1‑1‑20 所示,下载有关结直肠癌的文献 300 篇。对于初学者或想要了解该领域全貌的人来说,将所有检索到的文献全部纳入文献管理软件进行阅读是一种常见的方法,但很容易造成文献的冗余和混乱。二分法可以协助对这些文献进行二分类,相关的留下,无关的排除,从而快速筛选出需要深入阅读的内容。

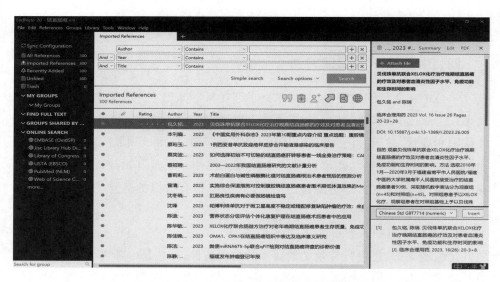

图 1‑1‑20   Endnote 展示结直肠癌相关文献

由于文献标题是对全文的精炼概括,首先根据文献标题进行快速筛选,而不考虑其他内容,这里即是用到单项分析。对于标题符合检索需要的,则保留,而不合需要的则 delete 删除，或进行 rating 标记后批量删除。

经过标题筛选后，进一步通过二分法筛选文献摘要。文献摘要是全文的总结和归纳，是阅读文献的第一步，因而根据文章摘要（如图1-1-21中红框所示）进一步分析文章和检索需求的相关性，并淘汰无关文献。

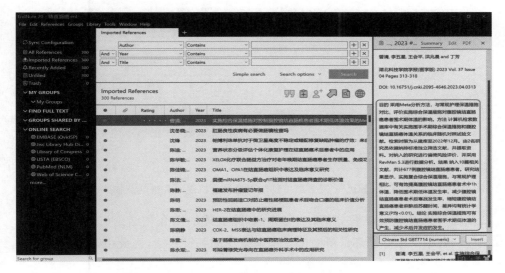

图 1-1-21　二分法筛选相关文献

经过上述两步筛选，基本可以确定保留的均是符合检索需求的文献。接下来可以直接在 Endnote 中下载文献进行全文阅读。

2. 文献速读——认清首尾结论明

对于一篇文章来说，如果仅仅想要了解其主要内容，单纯阅读标题和摘要部分就已经足够，但如果想要通过快速浏览掌握文章更多的内容，则需要掌握文章速读的技巧。

文献速读和阅读理解类似，都需要在短时间内掌握文章的主要思路和结论，而对于具体细节并不在意。对于综述、述评类，以《"偏近、朝远"：基于原发部位胃癌发生机制研究进展及临床治疗决策思辨》一文为例，在阅读标题和摘要后，首先需要阅读简介部分及结论部分，对文章的大体背景和总体结论有初步认识，而后可以通过阅读各段落的小标题或首句，掌握文章的整体思路，而不对其中细节有过多要求（图1-1-22）。

对于论著类，情况则稍有不同。以《基于机器学习的胃黏液分泌性腺癌特

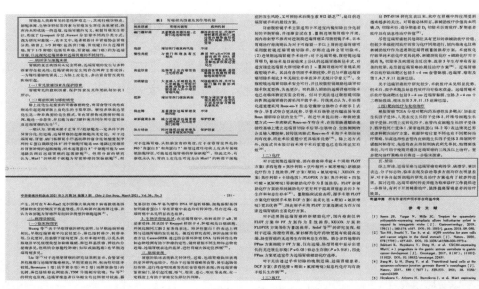

图1-1-22 《"偏近、朝远"：基于原发部位胃癌发生机制研究进展及临床治疗决策思辨》

征基因筛选及免疫浸润分析》一文为例，除上述的简介和结论（讨论）部分外，图注和各结果小标题都是帮助读者理解全文的关键线索，因此也需要得到关注（图1-1-23）。

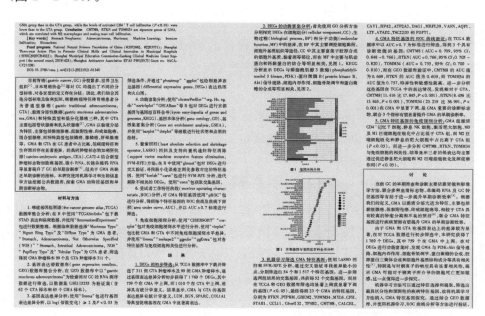

图1-1-23 《基于机器学习的胃黏液分泌性腺癌特征基因筛选及免疫浸润分析》

3. 文献精读——题为导向图为循

文献精读，则是对于有理论、方法或其他方面创新及学习价值的高分文献进行全面而深入的解读。不仅要求能读懂，还需要能总结思路并提供借鉴，自然也需要花费更多的时间精力去了解文章背景信息、技术方法、逻辑架构等。

对于精读而言，上述速读的内容仍然是重要的参考，但更重要的是通过对文章图表的理解与分析，参透全文的写作逻辑。首先需要通过标题剖析出全文的主体，并在了解文章的写作背景和基本结论后，进一步对照图注及表格注释，对图片及表格进行深入解读。当然，对于初学者、非本领域检索人员而言，尤其是在阅读具有强创新性的文献时，便需要通过搜索相关实验背景，理解某实验的具体含义及目的，从而更方便地厘清文章的逻辑关系。在阅读图表中，文献中的具体描述文字也是非常重要的参考，不可忽略。

第二节　细胞培养技术理论篇

细胞培养（cell culture）技术指将从动植物体内提取出的细胞在体外给予适当条件进行培养，在体外培养过程中细胞可以增殖但不会进一步形成组织。1885 年 Roux 用温生理盐水培育鸡胚组织，1887 年培养皿问世，1906 年开始尝试以动物血清作为培养基，1951 年胰蛋白酶消化法的发现，人工合成培养液以及抗生素普遍应用，以及 1951 年，Gey 首次建立人肿瘤细胞——Hela 细胞系等，这些突破都极大地推动了细胞培养技术的进步。如今，细胞培养技术已成为科学研究最为基本的技术之一。实际工作中，人们常常从生物体内取出组织，并从组织中提取目的细胞，在体外构建与体内相同或相似的生理环境，给予充足的营养条件。因此组织或细胞能够在离体条件下生存、生长并且维持其原有的结构和功能。细胞培养技术的诞生加快了细胞水平研究和治疗的发展。目前，这项技术已经扩展至多个科学研究领域，如病毒学、免疫学、药理学、遗传学、肿瘤学等。

一、细胞培养的基本条件

由于在体外的细胞具有对环境适应差、容易污染、对营养要求高、大部分需要附着载体生长、可能失去原有的形态功能等特征，因此在体外培养细胞需要的条件极为严格。常将细胞浸浴于无菌培养液,生长在无菌的玻璃或塑料容器中,置于恒温、恒湿的二氧化碳孵育箱中进行培养。

细胞培养的基本条件包括:高要求的营养物质和严格的培养环境。

高要求的营养物质包含培养基及血清。培养基提供基本的、与体内相同的小分子营养物质:水、葡萄糖、氨基酸、维生素、无机离子和微量元素等;可根据不同细胞所需的营养条件添加营养物质。血清主要包含蛋白质、多肽、激素、氨基酸、葡萄糖、微量元素以及基础培养基中没有或含量微少的营养物等,而胎牛血清(Fetal Bovine Serum,FBS)是在科研工作中最常用到的血清。培养基与血清为细胞指数生长提供充足的营养条件。

严格的培养环境包括严格无菌的操作环境及适宜的生长环境。严格无菌的操作环境是进行细胞操作所必须的,需要无菌操作室,无菌操作台及无菌的细胞培养箱(图1-2-1)。严格的培养条件包括37℃环境温度、95%氧气、5%二氧化碳、pH 7.2~7.4的酸碱度、玻璃或塑料支持物(图1-2-2)。

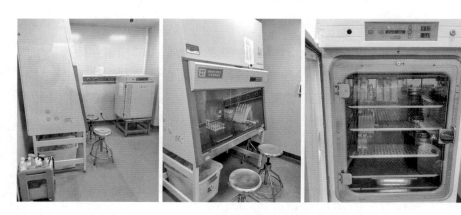

图1-2-1 细胞培养操作环境

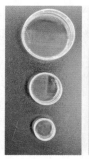
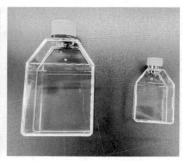

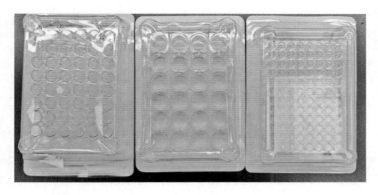

图 1-2-2 细胞培养生长环境

二、细胞复苏

在体外培养工作中,常需要将体外培养的细胞进行冷冻保存,在需要的时候再复温融化进行体外培养。细胞复苏即将冻存在液氮或者-80℃冰箱中的细胞恢复至37℃,细胞恢复生长和增殖能力,并将细胞放入容器中继续培养的过程。

实验前准备:① 细胞房及超净台,以紫外灯照射 20~30 min 灭菌,以 75% 乙醇擦拭超净台面,并开启风扇运转 10 min。② 打开恒温水浴锅,温度设定为 37℃。③ 一次性备好实验所需试剂及耗材:含 10%FBS 和 1%青-链霉素的培养基、10 cm 培养皿、15 mL 离心管、试管架、移液枪、已灭菌的枪头、75% 乙醇及乙醇棉球、废液缸。

实验操作:① 穿戴隔离衣,戴口罩、帽子、手套、鞋套;使用 75% 乙醇擦拭无菌工作台。② 从液氮罐中取出细胞迅速放入水浴锅中,轻轻摇晃,1 min 内充分融化;待冻存管内液体融化后转移至 15 mL 离心管,加入 2 mL 含 10%FBS 和 1%青-链霉素的培养基充分混匀,放入离心机 1 000 转/min 离心 3 min。③ 吸弃上清,加入适量含 10%FBS 和 1%青-链霉素的培养基重悬;转移至 10 cm 培养皿中,补充培养基至 10 mL,摇晃培养皿使细胞充分混匀,均匀分布于培养皿各处;放入 37℃、含 5%CO_2 的恒温恒湿培养箱中培养。④ 24 h 后观察细胞生长情况,对贴壁细胞来说,若 90% 以上细胞贴壁,且状态良好,表明细胞复苏成功。若 24 h 后,贴壁细胞低于 10%,表明细胞复苏失败,则需要复苏新的细胞株。

注意事项:① 在操作时需严格无菌,防止细胞污染。② 从液氮中取出后应尽快放置于水浴锅中融化,在 1~2 min 内使冻存液完全融化,防止重新形成较大的冰晶而造成细胞损伤。③ 在融化时应晃动冻存管使其均匀受热,此外,应防止水进入冻存管造成污染;融化充分后用乙醇棉球擦拭冻存管表面。④ 从液氮中取出细胞时应注意防护,防止冻伤。

三、细胞观察与换液

在体外培养细胞时,需每日观察细胞状态、及时处理细胞代谢产物并及时补充营养物质以确保细胞正常的增殖。通过观察细胞是否达到换液指征来决定是否进行换液处理(图 1 - 2 - 3)。换液指征:① 观察培养基颜色。培养基的颜色由红色渐渐褪成橙黄色,颜色清亮,无杂质,无浑浊。② 观察细胞生长状态。细胞生长状态良好,确认无微生物污染。

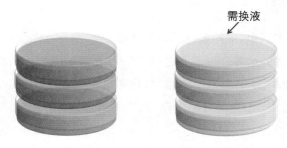

图 1 - 2 - 3　细胞换液指征。右:需换液培养基;左:正常培养基

实验前准备:① 细胞房及超净台,以紫外灯照射 20～30 min 灭菌,以 75% 乙醇擦拭超净台面,并开启风扇运转 10 min。② 一次性备好实验所需试剂及耗材:含 10%FBS 和 1%青-链霉素的培养基、磷酸盐平衡生理盐水(PBS 缓冲液)、试管架、移液枪、已灭菌的枪头、75%乙醇及乙醇棉球、废液缸。

实验操作:① 穿戴隔离衣,戴口罩、帽子、手套、鞋套;使用 75%乙醇擦拭无菌工作台。② 在肉眼及显微镜下观察培养基与细胞情况,包括培养液的颜色和透明度、细胞生长状况、细胞形态是否正常、有无微生物污染。③ 发现培养基颜色变黄时,若细胞数量达到 80%以上则需要传代,否则换液。④ 使用移液器吸弃原培养液,加入适量的 PBS 缓冲液洗两遍,再加入适量新鲜培养液。⑤ 放入恒温培养箱中继续培养。

四、细胞传代

当细胞培养成功后,随着培养时间的延长和细胞不断增殖,当细胞达到一定数量后,镜下观察到细胞与细胞之间几乎紧贴在一起,培养皿无多余的空间用于新增殖的细胞贴附。此时细胞会因相互接触而发生生长抑制(接触性抑制),导致细胞生长减慢甚至生长停滞;此外也会因细胞数量的增多,培养基中营养物质的大量消耗导致营养缺乏,以及细胞代谢产物的积累导致培养基 pH 等因素变化,最终影响细胞的生长。因此需要取适量的细胞接种至新的培养皿内分开培养,以减少接触抑制和充分保持细胞的增殖能力。这一过程我们称之为细胞传代。

根据细胞类型及细胞贴壁情况可将细胞分为:悬浮细胞、贴壁细胞及部分贴壁细胞(图 1 - 2 - 4)。传代方式在不同细胞类型中有所不同。实验前准备:① 细胞房及超净台以紫外灯照射 20～30 min 灭菌,以 75％乙醇擦拭超净台面,并开启超净台风扇运转 10 min。② 一次性备好实验所需试剂及耗材:含 10％FBS 和 1％青-链霉素的培养基、PBS 缓冲液、胰蛋白酶(贴壁及部分贴壁细胞使用)、试管架、移液枪、已灭菌的枪头、75％乙醇及乙醇棉球、废液缸。

图 1 - 2 - 4 正常贴壁细胞

1. 贴壁细胞

实验操作:① 穿戴隔离衣,戴口罩、帽子、手套;使用 75％乙醇擦拭无菌工作台。② 在肉眼及显微镜下观察培养基与细胞情况,包括培养液的颜色和透明度、细胞生长状况、细胞形态是否正常、有无微生物污染。③ 细胞数量达到80%～90%确认需要传代。④ 将培养皿中培养基吸净,加入适量 PBS 缓冲液洗一遍,吸弃 PBS 缓冲液后加入 1 mL 胰酶,置于细胞培养箱中 1～2 min。⑤ 在显微镜下观察细胞贴壁情况,若贴壁细胞逐渐趋于圆形、部分细胞脱落或悬浮后,即可用手指轻轻拍打细胞,培养皿底部大部分贴壁细胞脱落,之后立即加入含有血清的细胞培养液,终止细胞消化。每种细胞的消化时间有差异,消化时注意观察,不要消化太久。⑥ 用移液枪反复吹打未脱落的细胞,动作轻柔、避免产生气泡,待培养皿上细胞全部脱离后将细胞转移至 15 mL 离心管中,然后 1 000转/min 离心 3 min。⑦ 弃上清,加入适量培养液并重悬细胞,将细胞悬液均分至 2 个培养皿中,补充培养基至 10 mL,缓慢震荡培养皿使细胞均匀分布于培养皿中。在显微镜下观察细胞状态是否正常及有无污染物等。观察后放置于37℃、含 5%CO_2 的恒温恒湿培养箱中培养。

2. 悬浮细胞

方法一:直接传代法(未发现细胞碎片)

实验操作:① 穿戴隔离衣,戴口罩、帽子、手套、鞋套;使用 75%乙醇擦拭超净台面。② 在肉眼及显微镜下观察培养基与细胞情况,包括培养液的颜色和透明度、细胞生长状况、细胞形态是否正常、有无微生物污染。③ 细胞数量达到80%～90%确认需要传代。④ 用吸管吸取细胞悬液 1/2～1/3。⑤ 加入适量的新鲜培养基,继续培养。

方法二:离心传代法(发现细胞碎片)

实验操作:① 穿戴隔离衣,戴口罩、帽子、手套、鞋套;使用 75%乙醇擦拭超净台。② 在肉眼及显微镜下观察培养基与细胞情况,包括培养液的颜色和透明度、细胞生长状况、细胞形态是否正常、有无微生物污染。③ 细胞数量达到80%～90%确认需要传代。④ 将细胞换液吸入 15 mL 离心管内,1 000 转/min 离心 3 min。⑤ 弃上清,加入适量培养液并重悬细胞,将细胞悬液均分至 2 个培养皿中,补充适量培养基。在显微镜下观察细胞状态是否正常及细胞碎片的数量是否减少。观察后放置于 37℃、含 5%CO_2 的恒温恒湿培养箱中培养。

3. 半贴壁细胞

实验操作:① 穿戴隔离衣,戴口罩、帽子、手套、鞋套;使用 75%乙醇擦拭超净台。② 在肉眼及显微镜下观察培养基与细胞情况，包括培养液的颜色和透明度、细胞生长状况、细胞形态是否正常、有无微生物污染。③ 细胞数量达到80％～90％确认需要传代。④ 用移液枪充分吹打培养皿壁，使半贴壁细胞脱落下来（如果细胞贴壁比较牢，可先将上清液吸入 15 mL 离心管后使用胰蛋白酶进行消化 1～3 min，用含血清的培养基终止消化）。⑤ 将细胞悬液吸入 15 mL 离心管内，1 000 转/min 离心 3 min。⑥ 弃上清，加入适量培养液并重悬细胞，将细胞悬液均分至 2 个培养皿中，补充适量培养基。放置于 37℃、含 5％CO_2 的恒温恒湿培养箱中培养。

第三节　临床数据的收集与随访

一、前言

临床研究一般从实际问题出发，关注发生该问题的目标人群，考虑研究问题是否具备"FINER"的特点，即可行（Feasible）、有趣（Interesting）、创新（Novel）、符合伦理（Ethical）、相关（Relevant），若符合则设计具体的研究计划，建立预期样本的选择标准，进而确定抽样方法与招募计划，确保样本能够代表目标总体，方能实施后续研究。临床研究按照数据获得时间与研究设计时间的关系，可以分为前瞻性研究和回顾性研究，这两种研究的临床数据收集与随访过程不尽相同。前瞻性研究的研究方案都是提前设计好的，因此需要收集的信息和样本都已经事先规定好，在收集数据时按照事先的设计一一对应收集即可。回顾性研究则是根据某种特定的研究目的分析已经存在的患者资料，这些资料可能已经存储在医院的数据库中，也可能是一些病例档案，收集样本的时候纳入排除标准十分明确，然而样本固定于特定时间段，不能更新也不会增加。每一个优秀的临床研究背后都需要缜密完善的研究设计来支持，本章节虽然是对临床研究实施中的数据收集与随访进行详细的讲解，但仍希望读者们在阅读并学习本节内容后，不要盲目地开展数据收集工作，首先应对自己的临床研究有充分的认识和筹划，这样实施起来才能事半功倍。

二、设计问卷、访谈和在线调查

临床研究中许多信息是通过问卷或访谈收集的，问卷有纸质和电子问卷两种形式。对于许多研究而言,结果的真实性依赖于这些工具的质量。近年来互联网技术高速发展,许多在线问卷调查工具可以让我们选择并使用,国内有问卷星、简道云、腾讯问卷等,国外则有 Google form、Typeform、QuesGen 等,大大方便了临床数据收集工作的实施,使得纸质问卷和访谈逐渐被网络调查取代。然而,好的调查工具的设计原则并没有发生改变。为了获得优质详实的临床数据,书写清晰的使用说明和精心措辞的问题是十分必要的。

1. 设计好的问卷

问卷,顾名思义是对被调查对象进行提问的一种工具,分为开放式与封闭式。如果想要听到应答者用自己的语言回答,那么开放式问题就尤其有用,比如:

"您认为什么习惯会增加发生胃癌的可能性?"

开放式问题可以让应答者自由回答而几乎不受研究者的限制,给回答者以很大的回旋余地,使气氛变得自然、融洽。比起列出具体的问题,开放式问题允许参与者提供更多信息,但答案也可能是不完整的。收集开放式问题的回答比较困难,通常需要定性的方法或者特殊的筛选系统(针对所有可能回答的编码词库)对答案进行编码分析,因此数据录入的过程更加繁琐,需要耗费更多时间,并且可能需要主观判断。

如果想要应答者从两个或多个备选答案中进行回答,则采用封闭式问题,比如:

"您认为什么习惯会增加发生胃癌的可能性?"(可多选)

(A) 吸烟

(B) 超重

(C) 饮酒

(D) 喜好腌制食品

(E) 压力

封闭式问题是调查者事先设计好了各种可能的答案,以供被调查者选择。封闭式问题的题型有判断题、单选题、多选题。封闭式问题的答案是标准化的,既有利于受调查者对问题的理解和回答,又有利于研究者对问卷的统计和整理。但封闭式问题对答案设计的要求较高,对一些较复杂的问题,有时很难把答案设计得面面俱到。一旦设计有缺陷,被调查者就可能无法回答,从而影响调查的质量。当问题允许有多个答案时,告知应答者"可多选"并不是最理想的。这样做无法使应答者对每一个可能的备选答案进行思考,而且那些未被选择的项目可能代表应答者认为该选项不是答案也可能是忽视了该选项。更好的方法是要求应答者对每个可能的答案回答"是"或"否",比如:

"您认为什么习惯会增加发生胃癌的可能性?"

	是	否	不知道
吸烟	☐	☐	☐
超重	☐	☐	☐
饮酒	☐	☐	☐
喜好腌制食品	☐	☐	☐
压力	☐	☐	☐

一份好的问卷,最好是封闭式问题与开放式问题相结合。临床问题的调查问卷往往涉及专业的临床知识,问卷设计者和被调查者之间往往信息并不对称,因此问卷大部分问题常采用封闭式问题的设计。在遇到如下情况时则可以采用开放式问题:① 在问卷设计初期时,当某个问题的答案很广泛或无法筛选成几个选项时,需要对所研究的内容有一个初步的了解和预判,以便下一步更明确地设置问题。② 封闭式问题将答案限制于几个选项中,应答者可能受到选项的限制而使回答的内容产生偏差时。③ 当问题有指向性时,归属于某一类专项问题下时。④ 作为封闭式问题的补充,此时又细分为三种:解释性问题、探索式问题、细节性问题,可以用追问的形式,了解应答者对问题的理解程度。⑤ 规定在最终的研究报告中,需要引用被调查者的原话时。⑥ 希望调查者用自己的话表达意见且有充足的准备去完成后续的筛选分析等。一般来说,封闭式问题放在问卷前面,开放式问题放在问卷后面。

2. 格式、用语和设定时间框

调查工具的格式关系到问题能否被准确清晰地传达给被调查者,以及问卷整体的整洁度和流畅度。为了确保获得准确及标准的回答,所有调查工具必须写清关于如何填写的说明,这条要求不仅适用于自填问卷,也适用于有访谈者记录答案的表格。比如提供一个如何回答问题的例子:

"胃癌患者术后随访问卷的填写说明

这些问题是关于您在过去 12 个月的饮食习惯。

请您标记每周三餐的食用频率。"

例如,如果您每周吃 3 顿早餐,您应选择:

□从不（0 次）　　☑偶尔（1～3 次）　　□经常（≥4 次）

为了提高问卷的流畅性，应将与主要内容相关的问题汇集在一起并加以小标题或简短的描述性陈述。为了鼓励应答者参与到答题的过程中，采用情感中立的问题，如以询问姓名和联系方式作为起始。通常把收入和性功能相关的高度敏感问题放在最后。对于每一个或一系列与问卷中其他问题不相同的问题，必须清楚地说明如何回答。

对于纸质表格，应使视觉设计尽可能简单，无论应答者是研究对象还是研究人员，均可以按正确顺序完成所有问题。整洁并且有足够留白的格式比拥挤或杂乱的格式更具吸引力且易于使用。如果格式过于复杂，应答者可能跳过问题，提供错误信息，甚至有时拒绝完成调查。封闭式问题的可能答案应垂直排列，并在答案前设置方框或者括号用于打钩，或设置数字或字母用于划圈，而不是使用开放性空格。另外，分支问题可以节约时间，允许应答者避免回答不相关或冗余的问题，通过使用箭头从问题指向下一个问题，以及指向如"跳至问题 17"可以将应答者指引到下一个合适的问题。

问卷中用语清晰和简单与否关系到回答的真实性和可重复性。考究用词的目的是为了构建简单清晰的问题，避免歧义。为了使问题足够清晰，应尽量使用具体的语言而非抽象语言，比如询问"您通常的锻炼量是多少？"，不如询问"您平常每周花多少小时锻炼身体？"。为了使问题足够简单，应使用简单常用的字词和语法表达思想，避免专业术语和行话，比如询问"您没有医生处方能买到的药"比询问"非处方药"更加清晰。另外，问卷用语应保持中立，避免使用暗示满意回答的诱导性和模式化语言。比如询问"过去一个月内，您有几次过量饮酒？"可能会阻碍应答者承认他们喝过很多酒，改为"过去一个月内，您有几次在一天内喝酒超过五杯？"更加贴近事实、不加批评，且更清晰。

许多行为会在不同的日子、不同的季度或不同的年份发生改变，为了测量这些行为，研究者必须弄清拟研究的行为中最重要的方面是什么，是一般水平还是极端水平。可以用两种方式询问有关行为平均水平的问题，询问"平常的"或"典型的"行为，或计算一段时间内某行为实际发生的频数，即设定时间框。第一种方法，例如，研究者要求应答者估计他们平时的睡眠时间来获得平均每日睡眠时间的数据。然而如此询问平常或典型的行为问题时，人们通常会讲述自己最常做的事情，而忽略了极端事件，比如应答者在特定工作日会熬夜，那么会高估睡眠时间。第二种方法，例如"在过去 7 天中，您总共睡眠多少时间？"通过询问最近一段时间,以准确代表整个研究期间所关注的研究问题的特征,但需要注意,对不同行为的调查可选择的最佳时间长度不同。例如,无保护的性行为的频率在每周间也可能存在巨大差异,则该问题设定的时间框应覆盖更长的周期,半年甚至一年以上。采用日记可能是一种更准确的办法,用以追踪事件、行为或周期性发作症状(如癫痫),或每天发生改变的症状(如腹泻)。但是这种方法更加耗时,且会导致更多的缺失数据。

3. 避免陷阱

问卷设计过程中应避免的陷阱有:复合问题、隐藏假设、问题和答案选项不匹配。

(1)复合问题,即一道提问中包含两个及两个以上的概念,例如,"您每天喝几杯咖啡或茶?",咖啡和茶虽然都含有咖啡因,但是两者其他方面都大不相同,容易造成应答者的混乱,得到的回答也就不够准确。因此,当一个问题试图同时评估两件事情时,最好将其拆除为两个单独的问题,例如"一般情况下,您一天喝几杯咖啡?"和"一般情况下,您一天喝几杯茶?"。

(2)隐藏假设,即研究者信以为真,并认为别人都能够遵循、接受或理解自己的认识、立场或信念。例如询问精神疾病患者问题"在家人的帮助下抑郁能否得到缓解?",这个问题中研究者假设所有的应答者均有家人且会向家人寻求帮助,然而事实上部分应答者可能没有家人或并不会向家人寻求帮助,对于他们来说回答这个问题就十分尴尬,也就无法得到准确的临床数据。

(3)问题和答案选项不匹配,即用以回答封闭式问题的答案并不匹配或不合适。例如询问"我有时会在进食后呕吐",然后给予的回答有"同意"和"不同意"。如果选择"同意"则代表应答者偶尔会在进食后呕吐,然而,如果选择"不同意",既可能代表应答者从不会在进食后呕吐,又可能代表应答者经常会在进食后呕吐。因此如果将答案修改为与频率有关的选项,比如"从不""偶尔""经常",可以使整个问题更加清晰,得到的数据也更准确。

4. 用量表或评分测量抽象的变量

一般来说,很难用一个问题来定量评估抽象概念,比如生活质量。这时常采用基于一系列问题的评分构建量表以测量抽象的特征。李克特量表通常用于量化态度、行为以及与健康相关的生活质量维度。例如,测量人们对素食能够促进健康的观点的认同程度:

"对每一个条目,圈出最能代表你观点的数字"

	非常同意	同意	中立	不同意	非常不同意
1. 素食能够降低心脏病的风险	1	2	3	4	5
2. 素食能够降低消化系统肿瘤的风险	1	2	3	4	5
3. 素食者比肉食者更加长寿	1	2	3	4	5

研究者通过简单的累加各个条目的得分来计算应答者的总分,或计算所有无缺失值条目的平均得分,从而得到样本人群对素食能够促进健康的观点的总体认同程度,以及每个不同条目观点的认同程度。另外,可以采用诸如克隆巴赫系数对量表的内部一致性进行统计学检验。克隆巴赫系数是基于每个条目评分间的相关性来计算的,克隆巴赫系数大于 0.80 为优,低于 0.50 为不可接受。内部一致性得分低意味着个别条目可能在测量不同的特征。

5. 电话访谈的注意事项

电话访谈问题的设计原则与问卷相同,但因为涉及研究者与应答者直接通过语言进行互动的过程,所以电话访谈比起问卷调查有更多需要注意的地方。

首先,研究者拨打应答者的电话常常会遇到长时间不应答、关机,甚至直接挂断的可能,此时应进行妥善处理,以免导致失访。如果应答者长时间不接电话,则应该尝试再回拨一次。如果应答者仍不接,有可能其正在忙,未注意到来电,应记录下电话访谈的状态,如记录"未接",待一段时间后(半天或者隔天)再次拨打其电话。切忌不能短时间内反复拨打同一个电话,可能会引起应答者的厌烦,甚至认为是骚扰电话而拉入黑名单。同样地,如果应答者电话关机或者挂断,应记录下电话访谈的状态,如"关机"或"挂断",待一段时间后再次拨打其电话。除非拨打电话为空号或是号码错误,否则不应放弃继续拨打收集临床随访数据的努力。

其次,研究者应语言亲切,诚恳耐心。有些患者或者患者家属对于患者的预后情况十分关心,会有许多问题,这时研究者应耐心倾听他们的讲述,不要用不耐烦的语气进行打断,要让患者感觉到真诚和耐心。另外,语气应试探性和婉转性,某些恶性肿瘤患者对自己最后的诊断可能并不清楚,亲属因怕其知道诊断后影响病情的恢复,所以对其隐瞒了实际情况。因此研究者拨通电话后,应先弄清楚听电话的是家属还是患者。如果是患者,则应试探性地询问他对自己病情的了解程度,若不了解则应询问一些隐晦性的问题,不可贸然告之,以免加重其心理负担,加速病情的恶化。

此外,研究者应具备基本的医疗保健知识。电话随访中,经常有患者询问卫生保健方面的事情,如果无法进行专业地解答,会让患者对研究者产生不信任,甚至可能误导患者,导致检查和治疗的延误。

最后,当得知出院后患者自然死亡时,语言语气要注意分寸,研究者应理解家属悲痛的心情,与患者家属共情,给予足够的人文关怀,切不可一听到患者死亡,认为没有必要询问除死亡时间和原因外的问题,立即挂断电话,否则容易使患者家属产生不满。

三、临床数据录入

除了问卷和随访这些需要与应答者进行互动的临床数据收集方式,研究者还能够直接从医院病史系统、检查系统、处方系统等数据库中找到能够直接利用的临床数据,例如临床住院病历、门诊登记资料、健康体检资料、检查检验报告、医学影像资料等。不管是何种方式获取到的临床数据,都不可避免地要进行数据录入。

1. 数据录入

从前,填充数据库的首要方法是用纸质表格收集数据。在临床试验中,对应特定研究对象的纸质数据表格通常称为病例报告表。填写完成后,研究者通过键盘将纸质表格的数据转录到计算机表格中。其中行对应每个单独个体的记录,列记录不同的属性。例如,最简单的研究数据库只有一个表格构成,每行对应一个研究对象,每列对应研究对象的特定属性如姓名、出生日期、性别、住院号、生存状态等,如图 1-3-1。一般情况下,第一列是唯一的研究对象识别编码,即研究对象 ID,这些标识在研究数据库外没有意义,是出于为研究对象保密的目的。通常,临床数据记录的电子表格使用办公常用的 Microsoft Excel、WPS office 即可。转录应该在数据收集后尽快进行,以便发现缺失或超值答案时,还可以找到研究对象或数据收集人员进行核对。如果在多个分中心收集数据,各分中心可以通过电子邮件或是传真的方式将数据发送到研究中心并转录到计算机数据库中,但更多的是,由各分中心直接将数据以在线形式录入研究数据库。如果网络连接存在问题,可以将数据存储在分中心的本地计算机上,并通过网络或者便携式存储装置如 U 盘进行转运。另外,电子健康信息需要进行加密和密码保护,以进行安全传输。

	A	B	C	D	E	F	G
1	Subject ID	姓名	性别	出生日期	首次手术时间	随访时间	生存状态
2	A1001	周XX	2	1945/12/16	2015/1/4	2020/6/1	0
3	A1002	应XX	1	1955/4/5	2015/1/7	2020/6/1	1
4	A1003	苏XX	1	1964/9/14	2015/1/20	2020/6/1	1
5	A1004	章XX	1	1951/12/5	2015/1/30	2020/6/1	1
6	A1005	洪XX	1	1949/9/7	2015/2/9	2020/6/1	0
7	A1006	施XX	2	1962/9/21	2015/2/25	2020/6/1	0
8	A1007	俞XX	2	1940/9/3	2015/3/2	2020/6/1	0
9	A1008	曹XX	1	1958/1/27	2015/3/2	2020/6/1	0
10	A1009	翁XX	1	1942/11/14	2015/3/3	2020/6/1	0
11	A1010	魏XX	1	1953/2/28	2015/3/4	2020/6/1	0
12	A1011	徐XX	2	1953/8/24	2015/3/9	2020/6/1	0
13	A1012	辛XX	1	1940/3/15	2015/3/10	2020/6/2	1
14	A1013	马XX	2	1975/5/25	2015/3/28	2020/6/2	0

图 1-3-1 病例报告表模板

然而,随着互联网技术的快速发展,越来越多的临床研究使用在线表格收集主要数据。在线形式录入数据有很多优点:将数据直接录入到数据表中,不需要第二步转录,可以消除错误来源;计算机表格可以包括验证核查,并在录入数值超出范围时提供即时反馈;计算机表格也可以整合逻辑跳转;表格是可视化的,而且可以在便携式无线设备如智能手机或笔记本电脑上进行数据录入。另外,通过在线表格收集完成后有必要立即打印纸质记录,一是可以作为收集完成的凭证,二是当需要提供纸质版本时可以作为原始文件或源文件。

当研究要对每一个研究对象追踪多个实验室结果、用药或其他重复测量时,单一表格可能不足以或不适合用以记录全部的数据,此时研究数据库需要包含更多表格。数据库的每个表格中必须包含研究对象识别编码,用以将测量结果与研究对象特征字段连接起来。例如,患者术后胃癌有无复发是二分类的研究对象特征字段,如果研究者需要术后患者每一次回到医院检查的肿瘤标志物数据,那么数据库应该包含有每次实验记录和实验检测日期和时间、实验检测类型(CEA、CA19-9、CA72-4 等)、检测结果(肿瘤标志物水平)的单独实验结果表格,以及用于连接到研究对象特定信息的研究对象 ID。又例如,在胃癌患者术后预后情况的研究中,研究者给每个研究对象打了多次电话,询问了近期身体状况，此时在每个研究对象一行的数据中追踪这些电话可能是困难的。因此，应该使用单独的表格，每次电话记录在一行，通过研究对象 ID 连接到研究对象表格。

用多个关联表格构建数据库，而不是尝试将数据容纳在一个很宽很复杂的单一表格中，称为规范化。规范化减少了冗长的存储和不一致的机会，为保持引用完整性可以设置关系性数据库软件，不允许为表格中不存在的研究对象记录检查、实验室结果或通话记录，但这可以防止研究对象被删除。然而，无论研究数据库是否包含一个或多个表格，是否使用电子表格、统计或数据库管理软件，填充数据表的过程是必不可少的。

2. 数据管理软件

可用于临床数据管理的软件有多种类型，比如以 Microsoft Excel、Google Drive Spreadsheet、WPS office 为代表的电子表格，SAS、SPSS、R 语言为代表的统计分析软件，Microsoft Access、Filemaker pro 为代表的集成桌面数据库系统，Oracle、SQL server 为代表的关系型数据库系统，Research Electronic Data Capture、QuesGen、OpenClinica 为代表的集成网络平台，SurveyMonkey、Zoomerang、问卷星为代表的在线调查工具等。使用何种软件根据具体需求来定，例如当单一数据表就足以记录全部数据时，使用 Microsoft Excel 即可，当临床数据需要多个数据表进行记录时，则需要使用关系型数据库。当需要进行专业的统计学分析时，使用统计分析软件，虽然统计分析软件拥有自己独立的数据表，但仍不建议直接将数据录入到统计分析软件中，而是选择将电子表格作为原始文件，导入到统计分析软件中再进行分析。

四、数据管理的质量控制

临床研究的质量控制开始于研究设计阶段，并贯穿于整个研究，例如研究开始前的制订操作手册、确定招募策略、创造测量的操作定义、创建标准化的工具和表格等，研究过程中的定期召开工作人员会议、定期进行绩效考核、重新认证研究团队等，都是质量控制具体的实施方式。数据管理的质量控制同样也应该开始于研究的设计阶段，研究者应当在研究开始前建立并测试数据管理系统，包括设计记录测量值的表格，选择数据输入、编辑和管理的电脑硬件和软件，针对缺失值、超范围值和不合逻辑的条目设计数据编辑参数，测试数据管理系统，并设计虚拟表格以确保收集到适当的变量。

缺失值是数据管理的主要质量控制对象之一，少数缺失值就有可能会使结果产生偏倚。例如,对接受一种新型胃癌手术的患者进行随访,其中有 10％ 的参与者失访,并且死亡是失访的主要原因时,可能会高估接受这种新型手术方式的患者的生存率。有时可以对缺失导致的错误结论进行事后矫正,例如努力追踪失访的参与者,但通常不能替代测量值。唯一好的解决方法是在设计和实施研究时避免缺失数据,例如参与者在离开诊室前由研究团队成员复核表格的完整性,设计电子问卷时不允许不做回答即跳过,并且设计数据库使缺失数据可以被立刻标记以引起研究人员注意。研究者应该在尚能容易地联系到参与者的情况下,就重视缺失值的临床测量,这时纠正发现的错误相对容易。

不准确和不精确数据往往不容易被发现,常发生于不止一人进行测量时。当研究者分析数据时,一些测量可能由于使用了不恰当的方法而发生了严重偏倚。错误数据如果无法在后期被识别出来,会导致十分严重的问题,研究者甚至可能得到错误的结论。对工作人员培训和认证、定期进行绩效评估,并定期对不同工作人员收集数据的均值或范围的差异进行评估,有助于识别和防止这类问题。可以尝试使用计算机化编辑,使用程序化的数据录入和管理系统来标识,不允许提交有缺失值、不一致数值和超范围值的表格。更改数据表中的原始数据时也应该使用标准化程序。

虚假数据往往由不诚实的研究者或者员工伪造测量结果的行为所导致,为防止这种事件发生应谨慎地选择同事和员工;与他们建立亲密的关系,让他们明确理解并严格遵循道德操守;进行数据检查时警惕伪造数据的可能性,并对数据的主要来源进行不定期检查,以确保数据的真实性。

五、总结

临床研究的实施都应该是有计划、有组织、有规则的,临床数据的收集与随访同样不能在需要进行时才开始准备,在研究计划设计阶段就应该设想好如何进行质量控制,否则得到的临床数据往往质量较差,不仅得不出正确的答案,还浪费了大量的人力物力,得不偿失。另外,研究中常见的错误还有研究者倾向于收集太多数据。一方面测量了许多不必要的变量,花费了时间和成本,加重研究者负担,降低了测量质量。另一方面增加了数据库的规模和复杂性,使质量控制和数据分析变得困难。最后,多中心的协作研究是提高研究数据质量和研究结果可信度的推荐方式,有条件的研究者可以采用。

第四节 实验室安全及注意事项

一、实验室防火、防水、防电以及防爆安全

1. 实验室防火安全

实验室是一个充满热情和创意的场所,但也存在着各种各样的潜在危险。其中最严重的危险就是火灾。火灾不仅会破坏实验室的设备,还可能造成人力、物力、财力的多重损失。以下就主要的防火安全细节逐一进行叙述。

(1)消防设备防火安全:在实验室中,切记不能忽略消防设备的重要性,特别是灭火器、消防栓和消防水管等设备。加强消防设备的日常维护和巡检工作,掌握灭火器材的使用方法及其所适用的灭火介质是必不可少的。

(2)防火材料防火安全:防火材料是防止火灾蔓延的有效手段之一。因此,在实验室中一定要选用有阻燃性能的材料。比如,实验室内使用的地面、墙面及天花板等材料都应该具备阻燃性能。

(3)易燃物品管理防火安全:易燃物品是引发火灾的常见物品之一,因此,存放易燃液体和气体等物品的容器要符合规定的标准,例如保持密封状态、存放在有防火柜的区域等。

(4)电器维护防火安全:电器也是引发火灾的主要因素之一。为了防范火灾事故,实验室需要定期进行电器的检查和维护。同时,要及时更换老化的电线和插头,以确保电器设备的安全并避免火灾事故的发生。

2. 实验室防水安全

水是人类生产和生存的必需品,但在实验室中,水也是一种潜在的危险因素,因此,实验室必须有相应的防水措施,以确保实验室的正常运行和安全。主要包括:

(1)水源安全防水措施:在实验室中,一旦水阀发生故障,就可能引起浸水、积水,甚至引发重大的实验安全事故。因此,在实验室中,应定期检查和维护水龙头及阀门,离开实验室时应关闭所有水阀。

(2)防水性材料防水措施:实验室的防水性材料也是防水措施的一个重要因素。实验室的材料应该具有阻燃、防霉、防腐蚀等特性,从而使实验室的环境更加安全和适宜。

（3）外部水输送防水措施：外部水的引入也要考虑防水的安全。在引用外部水时，必须严格按照规定进行操作，检查水管是否破损、漏水以及水压是否正常等，并需要配置安全溢流装置，以确保防污染和防漏安全。

3. 实验室防电安全

电力是实验室中最为普遍和重要的资源之一，但是电力也可能带来潜在的危险和安全隐患。因此，在实验室设计和运行中，必须考虑防电安全问题。主要包括：

（1）实验电源防电措施：在实验室中，实验室电源设计应符合国家标准并要安装漏电保护开关。同时，在使用电器设备时，一定要按照规定进行操作，并定期对电器设备进行检查和维护。

（2）接地保护措施：接地保护是防电安全的基本措施。在实验室中，所有电器设备都必须接地，并且要经过定期的检查和维护，以确保防电安全。

（3）静电防护措施：在实验室加强静电防护也是防电措施的一种。在实验室中使用材料和操作时，一定要注意其是否会引发静电，并根据实情采取防静电措施，减少静电的产生和积聚，以确保实验的正常进行。

4. 实验室防爆安全

实验室实验难免会使用到各种各样的危险材料，且实验的情况也难以预测，因此实验室的防爆安全至关重要。主要包括：

（1）危险品管理防爆措施：实验室内的危险品首先要符合相关的标准，存放在专用的防火柜中，并且应定期对危险品容器进行维护和检查。

（2）实验操作防爆措施：实验操作过程中，必须遵循标准操作程序，控制危险品使用量，并采取相应的防爆安全保障措施，以确保实验操作的安全性。

（3）机器设备防爆措施：在实验室中，一些机器设备的操作过程存在爆炸的安全隐患，因此，机器设备应配备符合国家标准的防爆装置，并在使用前进行检查和维护，以减少机器设备在实验过程中的安全隐患。

（4）废弃物处理防爆措施：废弃物的处理方式也需要特别注意，要采取相应的安全措施，避免废弃物的爆炸性风险产生，应根据实际情况制定和实施废弃物处理的程序和方法。

实验室安全问题不容忽视，并且相应的防范措施也更应该高度重视。可以从实验室防火、防水、防电以及防爆安全等方面入手，完善实验室的安全保障制度。当然，实验室安全的决策还需要在实际操作中反复总结，并在后续的实验工作中多加注意。

二、实验室化学药品安全

1. 实验室化学药品安全基础知识

1）实验室化学药品安全意识

实验室中化学试剂和废弃物等都具有一定的危险性。因此，在进行任何实验之前，都应牢记安全第一的原则。首先，需要认真阅读实验指导书和试剂安全说明书，严格按照规定的操作步骤进行。其次，需要认真观察并记录实验情况，发现异常情况应第一时间采取措施。最后，需要合理地选用个人防护装备，如实验服、手套、眼镜等，严格执行个人防护措施。

2）实验室危险品分类标识

根据《危险化学品安全管理条例》的规定，实验室中使用的化学药品需要进行相应的危险品分类标识。危险品分类标识主要包括颜色和形状两种指示方式（图1-4-1）。其中，颜色为红、黄、蓝、绿、白、黑六种，对应的危险类型依次为易燃、可燃、有毒、易爆、腐蚀、其他；形状分别为圆形、三角形、正方形和菱形，分别代表危险程度依次为高、中、低和无。在进入实验室之前，我们应该认真了解化学药品的危险品分类标识，避免错误操作导致危险情况的发生。

3）实验室安全设施

为了保障实验室成员的安全和实验的顺利进行，实验室安全设施也至关重要。实验室安全设施主要包括洗眼器、安全淋浴器、实验室消防器材等，其中实验室消防器材包括火警报警器、手提灭火器等。这些设施和器材的作用在于为实验操作者提供应急处理的方便和安全保障。

2. 化学药品安全操作

1）化学药品存放注意事项

实验室中存放化学药品需要特别注意以下几个方面。首先，不同种类的化学药品需要存放在不同的柜子里，禁止随意混杂存放。其次，需要将存储区域划分为高、中、低区，并将易燃、易爆、有毒等危险品放置在上方，以避免意外坠落等危险情况。最后，需要定期清理过期或者陈旧的化学药品以便及时检查有无泄漏和腐蚀等危险情况的发生。一些化学药品会随着时间的流逝而发生变化，导致产生剧烈反应或者释放有毒气体。因此，保存这些化学药品时需要采用密闭的盛装方式，以避免其挥发和泄漏而引起安全隐患。

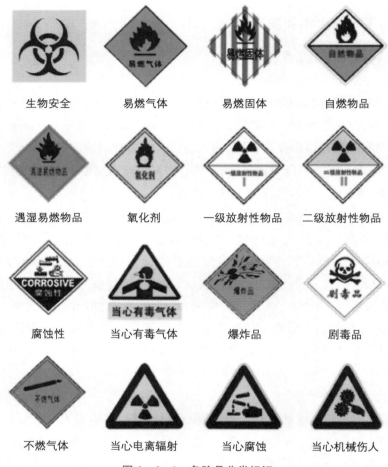

图 1-4-1 危险品分类标识

2) 化学药品丢弃注意事项

在实验室中,我们经常需要处理一些废弃物。这些废弃物需要进行妥善处理,以免对环境和人员造成危害。在废弃物处理中,需要分类放置、标注清晰,并交由专门的处理人员进行处理。

3. 化学药品安全知识案例

1) 硝化纤维素事故

硝化纤维素是一种用于制造射击手枪、手榴弹等各种爆炸性物品的化学药品。1958 年,在美国一所大学的化学实验室里,曾经发生一起因硝化纤维素引起的严重事故。当时,一位实验室的学生用硫酸、硫酸铜和硝化纤维素进行实验,并不慎使含有硝化纤维素的瓶子坠落,在摔碎时发生了剧烈爆炸。

2) 氯酸铵泄漏事故

氯酸铵是一种用于制造玻璃、火柴、爆竹等化学产品的重要原料,也是一种能对人体造成危害的化学药品。2007 年,在一所大学的化学实验室中,发生了一起氯酸铵泄漏事故。当时,实验室的一名学生在操作时不慎将氯酸铵撒满了实验台面,剧烈的化学反应产生大量有毒气体,导致了多人受伤。

以上是本节简要介绍的实验室化学药品安全方面的知识。希望通过本节的介绍,能提高大家的安全意识和对危险品分类标识的认识,从而减少实验操作中的安全事故的发生。也希望实验室的管理者和工作人员能够进一步提高实验室安全设施的管理水平,为广大实验室成员提供更加安全的实验和学习环境。

三、实验室生物安全

1. 实验室生物安全意识

1) 实验室生物安全意识

在实验室中进行生物实验时可能会接触到一系列的生物危险品。部分人员在实验操作过程中常常追求实验速度、便利性和效率,往往容易忽视实验安全。因此,在进行任何实验之前,都应该认真阅读实验指导书和生物安全说明书,严格按照规定的操作步骤进行。同时,需要合理地选用个人防护装备,如实验服、手套、口罩等,严格执行个人防护措施。

2) 生物安全等级

根据世界卫生组织(WHO)和美国国家生物技术咨询委员会(NBC)的要求,生物实验的生物安全等级分为四级:从 1 级到 4 级,等级逐渐升高,实验的生物危害性也越来越高。实验者需要了解所操作生物材料的生物安全等级,并严格按照相应等级的实验标准进行操作。

2. 实验室生物安全管理

1) 生物安全设施

为了保障实验室成员的安全和实验的顺利进行,实验室生物安全设施也至关重要。实验室生物安全设施主要包括生物安全柜、通风系统、防辐射门等。这些设施和器材的作用在于保障实验室成员不会因误操作或者其他原因受到生物危害的侵害。

2）实验室生物废弃物管理

在生物实验中，会产生大量的生物废弃物，这些废弃物需要进行妥善处理，以免对环境和人员造成危害。废弃物处理需要遵循国际性的《生物安全管理法规》的规定。在废弃物处理中，需要分类放置、标注清晰，并交由专门的处理人员进行处理。

3. 实验室生物危险案例

1）埃博拉病毒研究引发的安全风险

2014 年，美国疾病控制与预防中心（CDC）和世界卫生组织（WHO）对埃博拉病毒进行研究时，研究人员不慎自感染，引发后续一系列安全风险。这个案例揭示了研究人员的培训和安全防范教育不足，也说明生物安全标准和良好的实验室管理水平的重要性。

2）SARS 病毒实验室泄漏事故

2003 年，中国广东省发生了一起 SARS 病毒实验室泄漏事故。这个事件造成了多名实验室工作者感染，还涉及包括政治、科技、安全等多个方面的问题。这个案例告诉我们：实验室操作人员需要高度重视实验安全，防范意外事故的发生。

以上是本节简要介绍的实验室生物安全方面的知识。实验室生物实验的过程复杂、具有不确定性而且存在一定的风险，所以需要认真学习了解实验室生物安全知识。希望通过本节的介绍，能够引起大家对实验室生物安全问题的重视，提高实验室成员的生物安全应急响应能力，加强实验室生物安全意识和管理水平，为广大实验室成员提供更加安全的实验环境和学习体验。

四、实验防辐射安全

1. 辐射基础知识

1）辐射的定义

辐射是指物质或能量在空间中传输的现象。通常所说的辐射，主要是指电磁波辐射和离子辐射。电磁波辐射主要包括电磁谱范围内的无线电、微波、红外线、可见光、紫外线、X 射线和 γ 射线等。离子辐射主要指 α、β、γ 射线和中子等粒子辐射。图 1-4-2 为辐射警告标志。

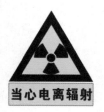

图 1-4-2
辐射警告标志

2）辐射的安全标准

为了保障人员的安全，国际上对于辐射进行限制和管理，制定了具体的辐射安全标准。例如,电离辐射剂量率的安全标准为每小时不超过 0.5 mSv(毫西弗),每年的职业照射剂量为 50 mSv 等。实验者需要了解和严格遵守安全标准,以保障个人的安全和健康。

2. 实验防辐射安全

1) 实验室防护措施

为了保障实验者的安全和实验的顺利进行,实验室防辐射设施也非常重要。实验室防辐射设施主要包括防护玻璃门、防护屏幕、辐射防护胶板等。这些设施和器材的作用在于保障实验室成员不会因误操作或者其他原因受到辐射的侵害。

2) 个人防护措施

在进行实验时,实验者需要采取一系列的个人防护措施(图 1-4-3)。例如,穿戴防护服、防辐射手套、佩戴口罩等。特别是在进行较高剂量的辐射实验时,一定要严格执行个人防护措施,以保障个人安全。

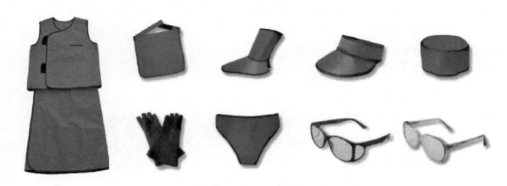

图 1-4-3　辐射防护用品

3. 实验防辐射案例

1) 原子能事故

1986 年,苏联乌克兰的切尔诺贝利核电站发生爆炸,造成了重大的辐射泄漏事故,同时也引起了全世界的高度关注。这个案例揭示了人为操作的失误导致事故,以及防护安全措施缺失和管理水平的不足。

2) 日本福岛核电站事故

2011 年,发生在日本福岛的核电站事故,由于对应急预案的缺失和管理不当,辐射泄漏不仅造成了大量的人员伤亡,还对环境产生了长期的危害。这个案例告诉我们,在实验操作中,防范意外事故和建立健全的应急预案非常重要。

以上是本节简要介绍的实验防辐射安全方面的知识。实验室在进行辐射实验时，需要实验者和相关管理部门高度重视实验安全，从而防止辐射泄漏等意外事故的发生。我们希望通过本节的介绍，能够引起大家重视实验室辐射防护问题，提高实验室成员的辐射安全应急响应能力，加强实验室防辐射安全意识和管理水平，为广大实验室成员提供更加安全的实验环境。

五、大型仪器设备安全

1. 大型仪器设备基础知识

大型仪器设备种类繁多，包括电子显微镜、核磁共振仪、超级计算机、超速离心机和流式分选仪等。不同的仪器设备具有不同的工作原理和安全使用注意事项，且设备昂贵，维修成本高且大型仪器设备通常涉及高压、高电流等电气危险，所以实验者需要详细了解各种仪器设备的性质和使用方法。实验者应具备一定的电气知识，了解线路、继电器、开关、接线等的基本原理和使用方法，在操作过程中应当严格遵守电气安全标准。

2. 大型仪器设备的安全使用

1）设备的安装与调试

在使用大型仪器设备之前，首先要进行设备的安装和调试。实验者需要仔细阅读设备的使用说明书，熟悉设备的工作原理、参数和使用方法。在安装调试过程中，应严格遵守操作规程和安全标准。

2）设备的日常维护

大型仪器设备的日常维护非常重要。实验者应定期对设备进行检查，确保设备的性能和安全状态。同时，实验者需要注意设备的使用环境，避免设备受到湿度、温度、灰尘等的影响。

3. 大型仪器设备安全案例

1）核磁共振仪事故

2010年，由于核磁共振仪使用不当，国内某著名大学一名学生在核磁共振仪实验中被缠绕在感应线圈的磁场中，造成严重的脑部损伤。这个案例提醒大家，在使用大型仪器设备时，要严格遵守安全操作规程，避免意外事故的发生。

2）超级计算机事故

2012年，国外某著名大学的超级计算机"Big Red"在运行过程中出现故障，导致服务器机柜着火。这个案例揭示了由于设备的维护和管理不当,以及设备故障引起的安全事故。实验者需要关注设备的维护和保养,及时处理设备故障,避免事故的发生。

以上是本节简要介绍的大型仪器设备安全方面的知识。实验室在使用大型仪器设备时,需要实验者和相关管理部门高度重视仪器设备的安全问题,从而防止意外事故的发生。希望通过本节的介绍,能够引起大家重视大型仪器设备安全问题,提高实验室成员的设备规范使用意识。

六、实验操作安全

实验是科学研究的重要手段,但实验中往往会暴露出各种各样的安全问题,实验安全是实验工作的核心所在。本节主要面向实验中的人员,介绍实验操作中常见的安全问题及如何防范,希望能提高实验室成员的安全意识和管理水平,为广大实验室成员提供更加安全的实验环境。

1. 实验操作基础知识

1）实验操作规范

在进行实验操作之前,需要了解实验操作规范,包括实验室的基本规章制度、实验操作安全注意事项等。实验室成员需要遵守各项规定,不得随意改变实验室内的设备和环境,确保实验室的安全和发挥实验室的功能。在每次操作前认真阅读说明书,并在专业操作人员指导下进行操作。

2）安全防范知识

实验室成员需要具备一定的安全防范知识,例如,如何避免化学品中毒、细菌感染等问题,以及应急措施,安全出口,防火、防爆等防范知识。实验操作前需认真佩戴好口罩,有必要佩戴护目镜等,提升自我安全防护。

2. 实验操作安全注意事项

1）化学试剂使用注意事项

在实验操作过程中,化学试剂的使用非常常见,但化学试剂在没有妥善处置的情况下,可能会导致身体伤害,或者对实验室环境造成严重污染。学生应该认真阅读化学试剂的使用说明,掌握使用方法,了解化学反应的规律和危险性,严格遵守安全操作规程。初次使用化学试剂应在专业人士指导下进行,且要了解每种试剂特性,切勿盲目使用开展实验操作。如使用甲醛时,需要了解甲醛试剂的特点,甲醛是一种强致癌物质,具有强烈的刺激性气味,应穿戴好相应的防护设备,如护目镜、口罩、手套等,保持通风良好的环境,远离明火及高温区。使用过程中尽量避免接触眼、手、皮肤,以防中毒。若不慎接触到试剂,应立即用大量清水冲洗。

2)实验电器安全

实验室中的电器设备包括冰箱、离心机、细胞培养箱等。电源通畅、电线完整无损对实验室电器安全至关重要,应当随时检查电源、电线正常,有无破损。当发生停电事故时,要提前按设备说明书切断电源以保护电器设备。但是,实验电器单独操作风险很大,所以学生在操作过程中需要掌握相关知识和技能,如注意用电安全、不要接近高压电源、保持电路干燥等。在实验电器操作中发现情况异常时,应该采取相应的措施,并上报实验室管理人员。

3)实验操作过程中的其他安全注意事项

在实验操作过程中,还应注意各种细节问题。例如,避免强光的直接刺激、保持实验室内部的温度和湿度、保持实验室的整洁、保持环境通风等。

3. 实验操作安全案例

1)用电实验意外

2010年5月26日,国内某著名大学实验室突发火情,原因为学生做完实验出门时忘记关电路引发火灾。该案例提醒大家:离开实验室时要进行安全检查,断水断电。而2016年1月10日,某大学科技大厦一实验室冰箱起火,现场有明火并伴随黑烟。事故起因为冰箱短路引发自燃。这一案例提醒大家:及时检查设备的电路安全情况。

2)化学品误用事故

2016年,一名国内某著名大学的学生由于不了解实验细节,同时又无导师和同门的指导,贸然误用大量硝酸、硫酸做实验,从而导致温度失控,造成爆炸,导致自身和周围人员受伤。这个案例提醒大家:要严格按照化学试剂的使用说明,在操作中要认真入微,认真了解实验操作,不将不应使用在某试剂上的物质加入其中,以免发生误用事故。

以上是本节简要介绍的实验操作安全方面的知识。实验室在制订实验制度、安全防范措施等方面要求严格,实验操作人员不仅要有一定的理论知识,还要有一定的操作技能和细节意识,从而防范和避免各种实验操作中的事故。本节明确了实验操作注意事项和安全防范措施,由此希望能够引起大家对实验安全的重视,保障人身安全。

七、实验网络安全

随着实验室数字化的进展，实验数据的保存和传输已成为实验室管理的关键问题。实验数据的泄露不仅会造成经济损失和声誉损伤，还可能对教学和科研造成严重的影响。本节目的是为初出茅庐的科研人员提供基础的实验网络安全知识，包括实验数据的保护、网络攻击的预防、安全漏洞的修补等方面，帮助他们提升在实验网络安全方面的意识和自我防范的能力。

1. 实验网络安全基础知识

1）实验数据保护

实验室数据是在实验中控制实验对象而收集到的数据，是在实验室环境下取得的数据。在实验室中，实验环境是受到严格控制的，数据的产生一定是某一约束条件下的结果。在自然科学研究中实验的方法应用十分普遍，因此自然科学研究中所用的数据多为实验数据，比如对某种新药疗效的实验数据，对一种新的农作物品种的实验数据等，对它们的保护至关重要。实验室应该有系统的方法来保护数据的完整性、保密性和可用性，包括安全的存储介质、数据备份和恢复方案等。

2）实验数据威胁

网络攻击会对实验室的数据安全产生严重的威胁。网络攻击分为很多种，例如黑客攻击、勒索攻击、病毒、木马等，科研人员需要识别和预防这些威胁并及时防范。科研人员应该熟悉网络威胁的类型，自觉遵守实验室网络规范，如不在内部电脑私接U盘、不连接外网等，并了解具体的应对措施以保证实验室网络的安全。

2. 实验网络安全注意事项

1）安全保密意识

实验室成员要熟悉实验数据的安全保密措施，例如必须在安全的环境下访问、处理、传输和存储敏感数据，严禁将敏感数据印刷出来、复印、拍照、记录或使用电子邮件或通过其他通信手段发送到目的地。同时，传输敏感数据时，应注意通讯的加密安全保障。

2）网络攻击防范意识

学生需要掌握相关的防护知识，例如安装最新的安全补丁，使用双重认证系统、采用加密方式对通讯进行保护等等。当发生网络攻击时，应该及时报告实验室管理人员，并采取紧急处理措施以减轻网络攻击的损失。

3）实验数据存储与备份意识

学生需要保证实验数据的存储安全和可靠性，比如采用快速且安全的存储介质、避免存储敏感信息的设备连接网络、定期更新安全配置等等。同时，为了防止数据丢失，学生还应该定期进行数据备份，确保备份数据的完整性和可用性。

3. 实验网络安全案例

1）黑客攻击

2019年，国内某网络信息中心的网站遭到黑客攻击，网络安全体系出现了很大漏洞，造成了计算机系统信息的泄露。该案件提醒大家，实验室必须严格控制访问权限，避免系统受到网络攻击，造成网络风险。

2）钓鱼邮件攻击

2015年，国内某实验室遭到钓鱼邮件攻击，引发了实验室数据泄露的问题。这个案例提醒大家，学生需要具备识别和防范钓鱼邮件攻击的能力，及时上报管理人员，并采取相应的预防措施，以确保实验室数据的安全。

以上是本节简要介绍的实验网络安全方面的知识。实验室网络安全保障是当前数字化实验室建设的一个重要问题，学生应该注意实验数据的保护、网络攻击的预防、安全漏洞的修补等方面，及时上报网络威胁和安全风险的问题，并积极采取相应的实验网络安全措施。期望能够为学生提供基本的实验网络安全意识，进一步提升实验室学生的网络安全防范意识和水平。

| 第二章 |

小 试 牛 刀

第一节　英文文献检索与阅读

一、文献的检索

文献检索是指通过多种途径筛选出与研究课题相关的文献资料,目前最常用的方法便是从电子数据库中进行搜索,那么,数据库包括哪些,如何选择合适的数据库以及在数据库中如何检索呢? 图 2-1-1 为常用电子数据库。

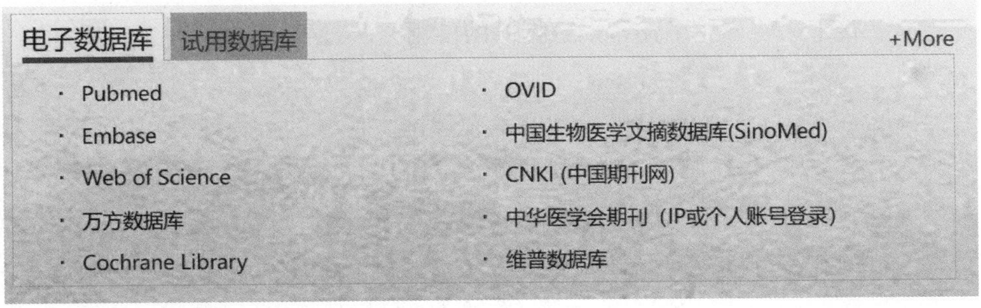

电子数据库	试用数据库	+More
· Pubmed	· OVID	
· Embase	· 中国生物医学文摘数据库(SinoMed)	
· Web of Science	· CNKI (中国期刊网)	
· 万方数据库	· 中华医学会期刊 (IP或个人账号登录)	
· Cochrane Library	· 维普数据库	

图 2-1-1　常用电子数据库

首先是数据库的分类,英文的数据库主要包含了 Pubmed,Embase,Web of Science,Cochrane Library 等。

Pubmed:Pubmed 是由美国国立卫生研究院(NIH)开发和维护的数据库,主要收录生物医学和生命科学领域的文献。它涵盖了包括医学、生物学、生物化学等多个学科领域。Pubmed 免费提供全文和摘要,并且包含了很多不同的文献类型,如期刊文章、综述、会议摘要和书籍章节等。

Embase:Embase 是一种面向医学和生命科学的综合性数据库,由 Elsevier

发布。与 Pubmed 不同，Embase 更侧重于欧洲和国际期刊，涵盖了药学、药理学、临床医学和相关科学领域。Embase 在文献覆盖方面更加广泛，收录了一些 Pubmed 中没有的文献，例如报告和专利等。Embase 对药物相关文献的检索更为详尽，包括药物研究的各个方面。

Web of Science：Web of Science 是由 Clarivate Analytics（原汤森路透）提供的综合性学术文献数据库。它涵盖了各个学科领域的期刊文章，并提供了广泛的引用索引和引用分析功能。Web of Science 可以帮助研究人员追踪和评估文章的引用情况，分析学术产出和研究趋势。它还包括了一些其他功能，如研究合作网络分析和作者分析等。

Cochrane Library：Cochrane Library 是一个系统评价和荟萃分析的专业数据库，旨在提供高质量的医学证据。它包含了 Cochrane 协作网络的系统评价和临床试验，涵盖了广泛的医学领域。Cochrane Library 的特点是对临床问题进行系统综述和荟萃分析，提供了更为权威和可靠的医学证据，以帮助医生和决策者做出准确的临床决策。

总体而言，这些数据库都是学术研究和医学领域的重要资源，但在数据内容、文献类型和功能方面存在一些差异。选择使用哪个数据库取决于具体的研究需求。接下来将介绍上述常用数据库的使用方法。

1. PubMed

PubMed 是一个免费提供生物医学领域论文搜寻的数据库，它的数据库来源为 MEDLINE，其核心主题为医学，但亦包括其他与医学相关的领域，包括护理学或者其他健康学科。其网址为：https://pubmed.ncbi.nlm.nih.gov/，也可以通过浏览器直接搜索 Pubmed，进入主页。如需下载一篇题目已知的文章，则无需注册账号，直接在搜索框中输入论文标题，找到论文后点击 PDF 版本，即可下载保存到文件夹中，最后记得收藏网址以便下次使用。

具体操作步骤如图 2-1-2[3]：① 在搜索框中输入论文标题，点击"Search"；② 这时我们可以看见文献完整的标题及全部作者信息，同时可以查看单位及 PMID 和 DOI 号，如果需要阅读全文则可点击"Full text"；③ 点击"PDF"查看全文；④ 可选择先在线浏览全文，如果是自己需要的文献，则点击下载，保存至电脑以便后续反复研读。

如果并没有明确要搜索的文章，只是想搜索相关领域的文献，则在搜索框中输入你需要了解的领域的关键词，如 gastric cancer、T cells、chemotherapy 等，

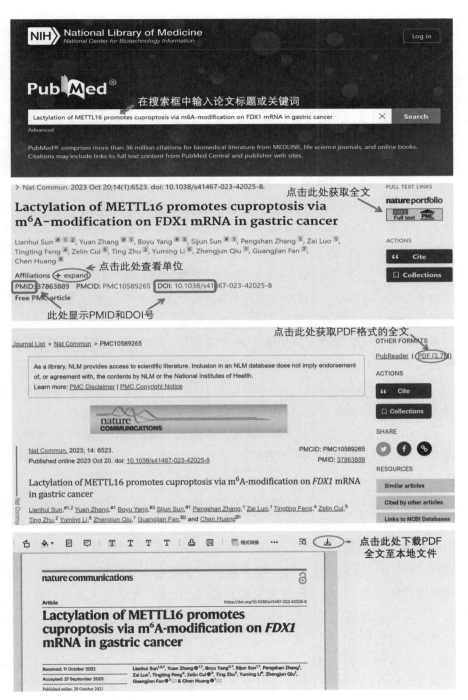

图 2 - 1 - 2　PubMed 文献检索流程

再根据文章题目和阅读摘要部分进行初步筛选，如果研究内容符合你的需求，则可点击文章标题，在线浏览全文，如果需要下载，则按照前面介绍的步骤操作。

2. Embase

Embase 是一种面向医学和生命科学的综合性数据库，使用 Embase 可以帮助研究人员获取最新的科学研究成果、了解学科前沿和发展动态，支持科学研究和临床实践。数据库的一般流程：

访问 Embase：首先，打开 Web 浏览器，并访问 Embase 数据库的官方网站或通过机构提供的访问链接。

检索策略：在 Embase 的搜索栏中输入关键词或检索词，构建检索策略。检索策略应该准确、全面地描述你所关注的研究领域或主题。

高级搜索：Embase 提供了高级搜索选项，可以通过设置筛选条件来缩小检索结果的范围。这些筛选条件可以包括文献类型、出版日期、作者、机构等。

检索结果：Embase 将根据你的检索策略，呈现相关的检索结果列表。每个结果通常包括文献的标题、作者、摘要和出版信息。

文献评估：仔细阅读检索结果中的文献摘要，评估其与你研究课题的相关性和质量。你可以选择查看全文或保存感兴趣的文献。

引用分析：Embase 提供了引用索引和引用分析功能，可以帮助你了解一篇文献被其他文章引用的情况，以及其在学术界的影响力。

下载和导出：你可以将感兴趣的文献保存到 Embase 的个人账户中，或将其导出为 PDF 格式或其他常见的引用管理软件支持的格式，如 EndNote、Zotero 等。

3. Web of Science

Web of Science 通过强大的检索技术和基于内容的连接能力，将高质量的信息资源、独特的信息分析工具和专业的信息管理软件无缝地整合在一起，兼具知识的检索、提取、分析、评价、管理与发表等多项功能，形成一个基于网络，动态、整合的数字化研究环境。为不同来源的学术信息资源的整合提供了一个统一的跨库检索平台，并具有分析和管理功能，提供科学研究的全方位信息，从而构成一个以知识为基础的信息体系。

收录内容包括：

（1）Web of Science 核心合集：SCI－E、SSCI、A&HCI 三大期刊引文数据库；CPCI－S、CPCI－SSH；会议录引文数据库 ESCI 期刊引文数据库（副 SCI）。

（2）专利数据集：Derwent Innovation Index（德温特世界专利创新索引数

据库）。

（3）专业数据库：BIOSIS Previews（生物学文摘数据库）、MEDLINE（生物医学文摘数据库）、INSPEC（科学文摘数据库）。

（4）地区数据库：Chinese Science Citation Database（中国科学引文数据库CSCD）等。

同时其还有一个非常重要的功能，它可以作为分析工具对期刊进行评估分析，它通过与科学计量学工具有机相连，包含两种具有分析功能的数据库：① Journal Citation Reports 期刊分析与评价报告数据库，用于查询期刊的近几年影响因子，JCR 分区等重要信息；② Essential Science Indicators 基本科学指标数据库。

具体操作如下图 2-1-3 所示：

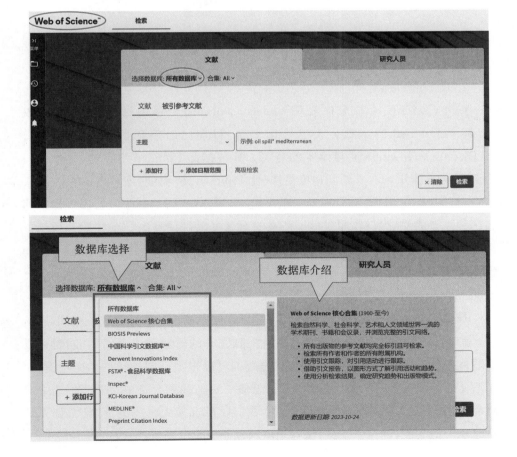

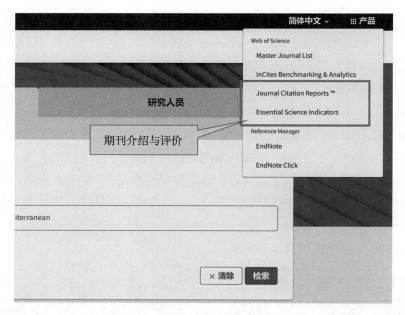

图 2 - 1 - 3　Web of Science 常用操作

4. GeenMedical

此外,再介绍一款文献检索平台,GeenMedical 是一款由专业研究人员开发的,基于 Pubmed 的本地化文献检索平台,目前已经整合了 Pubmed、SCI - HUB、ResearchGate 和百度学术的资源。其数据比 Pubmed 更齐全,可作为一个 DOI 的检索平台。其访问速度更快,比 Pubmed 访问耗时缩短近 50%。检索平台辅助功能更精准,可以根据文献类型、出版年份、影响因子及排序规律快速找到你需要的文献资料,同时提供精准的 SCI 文献翻译及医学 SCI 期刊投稿指南等,使用起来更加简易。由于其强大的功能和中英文结合的操作界面,一经问世便受到广大中国科研人员的喜爱,受众面非常广,其网址为 https://www.geenmedical.com。

具体操作步骤如图 2 - 1 - 4[4]: ① 在搜索框中输入论文标题或关键词,点击"检索";② 这时我们可以看见所有相关文献完整的标题及作者信息,同时可以查看摘要、PMID 和 DOI 号,更重要的是我们可以根据不同的条件如文献类型、出版年份、影响因子等,缩小检索范围,以便更快地找到合适的文献;③ 选中文献后点击"下载",选择任意途径,查看全文;④ 可选择先在线浏览全文,如果是自己需要的文献,则点击下载,保存至电脑以便后续反复研读。

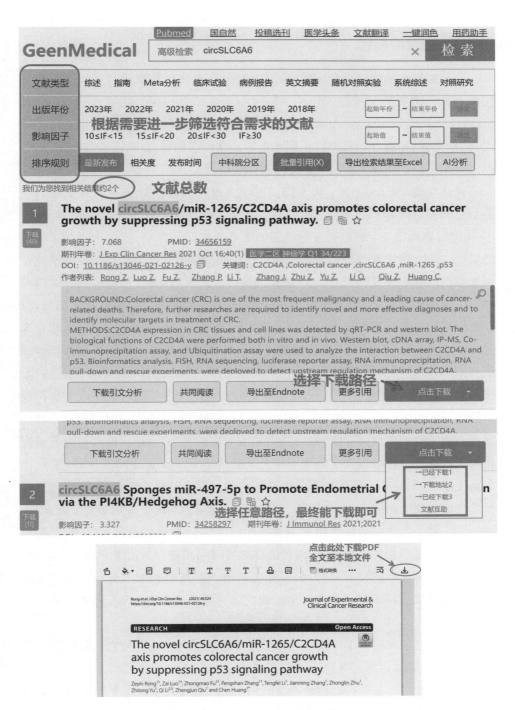

图 2-1-4 GreenMedical 文献检索

二、文献的阅读

文献的格式是指根据特定的引用样式规范,对文献信息进行统一排版和标注的方式。常见的文献格式包括 APA(American Psychological Association)、MLA(Modern Language Association)、Chicago 等,每种格式都有特定的规范要求,包括作者、标题、出版信息、引用方式等。在医学领域,根据需求和时间限制,可以采用不同的阅读方式:快速阅读和详细阅读。

快速阅读(Skimming):快速阅读医学文献可以帮助你迅速获取文献的主要信息和核心内容。以下是一些方法和技巧,可以帮助你快速阅读医学文献。① 阅读标题和摘要:标题通常能够提供文献的主题和焦点,摘要则提供了研究的目的、方法、结果和结论的简要概述。仔细阅读标题和摘要可以帮助你快速了解文献的内容和研究的重点。② 跳读内容:在快速阅读时,你可以选择跳过一些不太重要的部分,例如引言和方法的详细描述。着重阅读结果和讨论部分,以获取研究的主要发现和作者的观点。③ 注意图表和图像:医学文献通常包含大量的图表和图像,它们可以直观地呈现研究的结果和数据。仔细观察和理解图表和图像,可以帮助你快速获取研究的关键信息。④ 浏览引用文献:快速查看文献的引用部分,了解作者所引用的其他相关研究。这可以帮助你进一步扩展了解相关领域的研究进展和前沿。⑤ 使用关键词搜索:如果你已经确定了自己感兴趣的关键词或研究课题,可以使用关键词搜索功能,快速定位到与你的研究相关的内容。这样可以减少阅读不相关文献的时间。⑥ 制定阅读计划:在阅读多篇文献时,制定一个阅读计划是很有帮助的。设定时间限制和目标,合理安排每篇文献的阅读时间,以提高效率。⑦ 学会筛选文献:医学文献非常丰富,但不是每篇文献都与你的研究直接相关或有价值。学会筛选文献,只专注于那些与你研究课题密切相关的文献,可以帮助你节省时间和精力。请注意,快速阅读是为了快速了解文献的主要内容,但可能会忽略一些细节和深入分析。如果你对某篇文献非常感兴趣或认为它对你的研究非常重要,建议进行更详细的阅读和分析。

详细阅读(Close Reading):当你对某篇文献感兴趣或认为它与你的研究密切相关时,可以对每一部分进行详细阅读。

(1)标题(Title):不同类型的文献对标题的要求不同,研究型论著的标题高度概况整个实验的研究对象及结果,一来方便读者快速了解文章的基本内容,判断文献是否符合读者的需要，二来也将自己的成果在第一时间展现出来。而综述的题目就比较简短，甚至有时只是几个简单的关键词。看完标题后，不妨想想如果让你写标题，你怎么用一句话来表达。一开始你可能还不会表达，看多了下次你写的时候就可以借鉴了。

（2）摘要（Abstract）：这是一篇文章必读的部分，标题只是介绍了实验的对象和最终结果，而摘要基本上包含了整个实验最核心的部分。文献的摘要通常位于文章开头，概括了研究的目的、方法、结果和结论。阅读摘要可以帮助你快速了解文献的主要内容和研究意义，判断是否值得深入阅读全文。这里一般先介绍实验最开始的目的，比如要搞清楚某个现象，解决某个问题或者验证某种猜想。然后介绍实验设计的基本方法，通过什么细胞或什么患者，利用何种模型，采取什么分组条件，每个组做了什么处理，观察哪些指标及最终的结果如何，最后得出相应的结论。也许初看起来不易理解，因为涉及太多的专业名词和新颖的实验方法，对于结论难以有准确的理解。摘要虽然包含的内容多，但因为字数限制，省略了很多前提和条件，看完摘要而不明白作者意图是正常的。这时候不要气馁，继续往下看，反复出现而又不懂的名词可以先单独了解一下，便于后续的阅读。

（3）引言（Introduction）：引言部分介绍了研究的背景、目的和研究问题。阅读引言可以帮助你了解文献研究的动机和背景，以及作者所关注的核心问题。这一部分相对易于理解，是对你所了解的研究领域的进展及现存问题的介绍性内容，相同方向的文献在这一部分内容大致相似，所以随着文献阅读的积累可以对这部分的内容一扫而过。而如果发现一些比较有意义的数据结构，新机制的介绍，或者一些写得很经典的句子可以标注亮黄色或者记下，后面写文章可以借鉴参考。

（4）材料及实验（Materials and Methods）：方法部分描述了研究所采用的实验设计、数据采集和分析方法。阅读方法可以帮助你了解研究的可信度和可重复性，以及对研究结果的解释提供基础。对于初学者，这一部分的内容应当重视。比如文献里选择何种品系的小鼠和细胞株名称，各有什么特点和功能，如果某细胞株被多个实验使用，那么就说明这个细胞比较经典或者比较容易成功。每个实验的材料和方法都有通用的部分，比如 PCR，WB，HE 和 IHC 首次出现应全写等，这些在你掌握了实验方法之后可以直接忽略。然而每个实验也会有特殊的部分，比如，分组的标准、每个分组干预的方式、造模的具体方法、有无用到特殊的试剂及其使用剂量和途径，这些内容大都需要靠阅读文献积累，后面可以审慎地运用到自己的实验设计上。

（5）实验结果（Results）：结果部分呈现了研究的实验数据、统计分析结果和图表。仔细阅读结果可以帮助你了解研究的发现和数据支持，以及作者对结果的解释。看结果这部分要结合结果中的图表和注解，这样直观省时。如果是经典的实验，那么只要分清分组及干预方式就能看懂。而如果是自己不熟悉的实验方法，检测的指标不知道其背后的意义，那么就需要结合结果部分的原文，甚至还要单独查找该实验方法的原理。看完之后，可再想想文章描述结果时的先后顺序，具体数值部分如何描述，以及如何对结果进行分析解读，一般都需要前后对比或前后呼应。最后再学习图表的制作排版，这也是非常重要的一部分，很多审稿专家有时直接从图表部分入手进行评审。

（6）分析与讨论（Discussion）：讨论部分对研究结果进行解释、分析和评价，并将其与已有研究进行比较。阅读讨论可以帮助你理解研究的贡献、局限性和未来的研究方向。因此这部分被认为是一篇文章的重点，也可能是最花时间的。读完前面部分后，可以先不急于读分析讨论的部分，而是想想要是我做出这些结果我会怎么来写这部分分析与讨论呢？然后，慢慢看作者的分析与讨论，仔细体会作者观点。当然有时候别人的观点比较新，分析比较深刻，偶尔看不懂也是情理之中。很多自己课题想法就来源于前人的讨论部分，因为这里面既包括目前的研究热点和方向，又同时会提出新的问题或猜想，可以激发你想出新的"idea"，但是这个时候的"idea"往往是粗略的不成熟的，还需要继续沿着这个"idea"的方向阅读大量文献，最终形成一个较为新颖且可行的实验方案。

（7）参考文献（References）：参考文献列出了文献中引用的其他相关研究，可以帮助你进一步深入研究相关领域，查找更多相关文献。

（8）总结和整理（Summarizing and Synthesizing）：对于初学者来说，好的文献最好打印下来，做好标记，反复阅读，千万不要丢在一边不管，几个月后一定要温习一遍。可以根据需要，对比自己的试验结果来看。学会记笔记，把重要的结论、经典的句子、精巧的试验方案、独特的处理方式记下来，供后面学习和借鉴。在阅读多篇文献后，进行总结和整理是非常重要的。你可以撰写文献综述或文献笔记，概括每篇文献的主要观点、研究方法和结果。通过整理和比较不同文献之间的观点和发现，你可以形成自己对研究领域的理解和思考，为后续的研究工作打下基础。

除了以上阅读方式,还可以尝试与其他研究人员讨论文献、参加学术研讨会和研究小组,以深化对文献的理解和交流。

第二节　细胞培养技术实践篇

一、细胞计数

细胞计数是指检测细胞样本的细胞密度,即单位体积内的细胞数。细胞密度由检测样本中细胞数和样本体积两个因素构成,两者都精确,细胞密度计数才准确。

在细胞增殖实验、平板克隆实验等细胞功能实验中,常常要求初始细胞的细胞数保持一致,从而比较细胞的增殖情况,因此需要细胞计数。

实验前准备:① 细胞房及超净台用紫外灯照射 20~30 min 灭菌,用 75％乙醇擦拭超净台面,并开启超净台风扇运转 10 min。② 一次性备好实验所需试剂及耗材:含 10％FBS 和 1％青-链霉素的培养基、PBS 缓冲液、胰蛋白酶、试管架、移液枪、已灭菌的枪头、75％乙醇及乙醇棉球、废液缸、细胞计数板(图 2-2-1)、盖玻片。

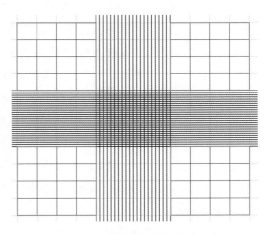

图 2-2-1　细胞计数板结构图

实验操作:① 穿戴隔离衣、口罩、帽子、手套、鞋套;使用 75％乙醇擦拭无菌工作台。② 使用乙醇棉球擦拭干净细胞计数板和盖玻片,待乙醇风干后镜下观察计数板和盖玻片,须没有纤维或杂点。③ 将细胞经常规胰蛋白酶消化处理后,离心、重悬并调整至适当浓度。④ 充分混匀细胞悬液,用 10 μL 微量移液器吸取 10 μL 细胞悬液沿盖玻片下缘注入计数板和盖玻片之间,避免液体流出或产生气泡,如有气泡需重做,静置片刻,将计数板稳定地转移至显微镜下进行计数。⑤ 在显微镜下观察并计数四个角的方格内出现的细胞数量,重复三次取平均值,根据公式计算出细胞悬液的浓度:细胞浓度(个/mL)＝四个方格内细胞总数/4×10^4。

注意事项：① 计数原则：计左不计右，计上不计下。② 在调整适当浓度时，需调整到每个大格的细胞数<100 为宜，防止误差过大。③ 在滴入计数板之前，务必充分混匀，使分散成单个细胞。④ 显微镜下计数时，如发现细胞团块应当按单个细胞计数；如细胞团超过 10%，说明未充分混匀。⑤ 盖玻片不能有气泡。⑥ 每测完一次需将计数板和盖玻片使用酒精棉球擦拭干净，风干后再计数。⑦ 计数时，注意区分杂质和细胞碎片。

二、细胞冻存

早在 1776 年，学者 Spallanzani 研究了"冷"处理对细胞的生命活动的影响。19 世纪中后叶，Prevost，De Quatrefages，Mantegazza，Scheuk 等学者重复研究了在低温环境下，细胞活动的变化，最终发现"冷"不能杀死精子。19 世纪 60 年代，美国纽约血液中心 Rowe 实现了红细胞在低温环境下的保存。1980 年，Rowe 复苏了在-196℃下保存的长达 12 年的红细胞，经过检查发现，该红细胞相比于正常红细胞未发现生化和功能上的变异，从而证明了生物材料可以在低温下长期存活。19 世纪 70 年代，Mazur 等首先根据中国仓鼠组织培养细胞的低温保存实验数据分析，提出了冰晶损伤和溶液损伤假说。19 世纪 80 年代以来，理学和工程学进入低温保存研究领域，低温工程理论及实用设计原理的不断更新及应用，低温生物学的研究快速发展。20 世纪以来，人类的科学研究进入细胞水平阶段，开始对生物和作为食品原料的生物材料进行低温保存处理。20 世纪末，随着科学方法的不断进步以及冷冻方法的不断完善，低温保存技术广泛地应用到了临床上。

细胞冻存是将细胞放在低温环境，减少细胞代谢，以便长期储存的一种技术。细胞冻存是目前细胞保存的主要方法，起到了细胞保种及长期保存的重要作用。利用冻存技术将细胞置于-196℃液氮中低温保存，可以使细胞暂时处于生长停滞状态，可以长期保存且不失去其细胞特性。可以通过此方法保存一定量的细胞，防止细胞被污染或其他意外事件而导致细胞死亡或生化及功能上发生变异。除此之外，还可以利用细胞冻存的形式来销售、寄赠、交换和运送。理论上可永久储存。研究表明，细胞冷冻储存在-80℃冰箱中可以保存 1 年之久；细胞储存在液氮中，温度达-196℃，只要保存得当，理论上储存时间是无限的。

　　细胞在不加任何保护剂的情况下直接冷冻,细胞内外的水分会很快形成冰晶,使局部电解质浓度增高,pH 改变,蛋白变性,细胞内部空间结构紊乱,溶酶体膜受损伤而释放出溶酶体酶,使细胞内结构成分造成破坏等,最终导致细胞死亡。因此细胞冻存关键点在于尽可能降低细胞内水分,使细胞脱水,减少胞内外冰晶的生成。甘油及二甲基亚砜是常用的冻存保护剂,其可以提高细胞膜对水的通透性,减少细胞内的水分。

　　细胞冻存技术的方法有传统冻存、程序性降温冻存和非程序性降温冻存。传统的冻存方式是将冻存管从室温放入 4℃ 20 min,−20℃ 30 min,−80℃ 过夜再转入液氮。此方法可以使胞内水分向胞外渗透从而减少胞内冰晶的形成,从而保护细胞,但这种方法步骤较多,花费时间较长,易遗忘。程序性降温冻存是利用程序降温盒设定程序,将细胞从室温降低至−80℃。采用降温速率−1℃～−2℃/min;当温度达到−25℃ 以下时,降温速率调至−5℃～−10℃,再放置液氮保存。非程序性降温冻存是一种超速冷冻方法。是使用高浓度的低温保护溶液,使细胞内外游离水形成玻璃样物质而非冰晶。这种方法即避免了胞内盐浓度升高导致的细胞损伤,也防止了冰结晶对细胞的损伤。可以获得较高的存活率。

　　实验前准备:① 细胞房及超净台以紫外灯照射 20～30 min 灭菌,以 75％乙醇擦拭超净台面,并开启无菌操作台风扇运转 10 min。② 一次性备好实验所需试剂及耗材:含 10％FBS 和 1‰青-链霉素的培养基、PBS 缓冲液、胰蛋白酶、无血清细胞冻存液、试管架、移液枪、已灭菌的枪头、75％乙醇及乙醇棉球、废液缸。

　　实验操作:① 穿戴隔离衣,戴口罩、帽子、手套、鞋套;使用 75％乙醇擦拭超净台。② 首先将细胞消化下来,转移至 15 mL 离心管中,然后 1 000 转/min 离心 3 min。③ 弃上清,加入 2 mL 冻存液重悬细胞,将细胞悬液均分于两个冻存管中,并做好标记(日期、细胞种类、代次、冻存支数、操作者信息等)。④ 细胞梯度降温:先于 4℃ 放置 20 min,后移至−20℃ 放置 30 min,然后放置于−80℃ 过夜,最后可转移至液氮罐中长期储存。

　　注意事项:① 保持冻存前细胞状态良好。选择处于对数生长期的细胞,冻存前一天换液处理。② 消化、吹打细胞要尽量轻柔。防止细胞因操作而死亡,从而出现细胞碎片。③ 冻存细胞要选择高浓度的细胞量进行冻存。正常情况下,当细胞浓度达到 1×10^{5}/mL 时即可冻存,具体是多少量看个人需要。④ 将冻存管放入液氮容器或从中取出时,要做好防护工作,以免冻伤。

三、细胞损伤与污染处理

图 2-2-2 为常见细胞污染。

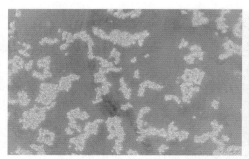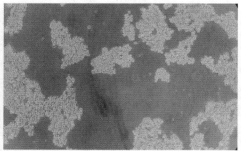

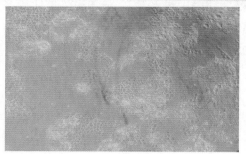

图 2-2-2　常见细胞污染

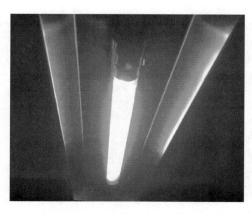

图 2-2-3　消毒用紫外灯可能导致物理污染

1. 物理损伤

物理性损伤通过影响细胞培养体系中的生化成分或对细胞结构造成直接损伤,从而影响细胞代谢和功能。培养环境中的物理因素,如温度、湿度、CO_2 浓度、放射线、振动、辐射等会对细胞产生影响。细胞、培养液或其他培养试剂暴露于辐射或过冷过热的温度中,可以明显引起细胞代谢发生改变或者导致细胞的遗传物质发生改变,从而影响细胞的功能甚至直接导致细胞死亡。细胞培养箱应放在温度较恒定的环境中,周围不能放置能引起机械振动的设备,如离心机、翻转仪等。在细胞培养箱内应处于恒定的细胞培养环境,温度 37℃,较高的相对饱和湿度(95%),稳定的 CO_2 水平(5%),应当常在培养箱内添加无菌水,保持湿度,在 CO_2 用完时及时更换 CO_2 阀门,要保持培养箱内 CO_2 浓度。培养液及培养试剂应放在固定的位置,避光试剂不能放在玻璃门的冰箱中,试剂周围不能放同位素。培养液等实验所需的试剂从冰箱中取出后应恢复至室温后再进行实验,以避免过冷的温度对细胞造成损伤。物理损伤常常是难以发现的,需要做到的是平时实验仔细,防止细胞受到各类物理因素的影响。

2. 化学污染

化学物质中既有抑制细胞生长的,也存在可以促进细胞增殖的,某些化学物质如生长因子就可促进细胞的生长。不同细胞株对化学物质污染的反应各不相同。未纯化的物质、试剂、水、血清、生长辅助因子及储存试剂的容器都可能成为化学性污染的来源。细胞培养的必需养分均存在一个合适的范围,在此范围内,细胞的生长处于较好的状态;一旦超过或低于这个合适范围,就会导致细胞状态的下降,若浓度过高,会对细胞产生毒性作用,从而导致细胞死亡。例如细胞培养常用到的培养基种类繁多,最常用的是 RPMI-1640 和 DMEM。两者虽同为培养基但其组成成分却有巨大差异。在 RPMI-1640 培养基生长良好的细胞株,在营养更为丰富的 DMEM 培养基中培养时,其生长状态可能会受到抑制。此外,平时常用 10% 血清浓度的培养基进行细胞培养,若培养基中血清浓度增加至 20%,不仅不能加快细胞的生长,反而具有细胞毒性作用致使细胞死亡。玻璃制品清洗过程中残留的化学物质也是较为常见的化学污染。

3. 生物污染

生物污染一般可分为微生物污染和真核生物污染。其中微生物污染包括真菌、细菌、支原体等。而真核生物一般是细胞系间的交叉污染。

细菌、真菌或酵母的污染很容易辨识,通过培养基颜色变化、显微镜下观察便可判断。但如果是支原体污染的话,由于最开始支原体生长缓慢,而且显微镜下难以看出,因此很难发现。

交叉污染:交叉污染是指一种细胞污染了另外一种细胞,主要发生在操作不当,尤其是长时间进行某些细胞系的研究而传代时。目前越来越多的科研人员发现了细胞间污染这一被忽略的问题。据不完全统计,有 15%~20% 的细胞存在细胞间污染。

解决方法：在处理细胞时，不同细胞分开进行实验操作，避免两种或两种细胞以上的实验同时进行。避免实验器具、试剂等混用而造成的污染。

支原体污染：支原体由于其无细胞壁和体积小的特点，使得它拥有通过灭菌过滤器能力以及抗生素抗性。支原体污染，顾名思义，指在细胞培养过程中，培养皿中细胞受到支原体的侵袭。支原体污染是目前细胞培养中最为常见的生物污染之一，但同时也是较难发现的污染，由于最开始支原体生长缓慢，而且显微镜下难以看出，因此很难发现。有时候培养皿在高倍显微镜下可以观察到呈圆形的小黑点。细胞状态变差、生长变慢，培养基一般不发生浑浊。细胞传代以后就出现细胞间黑点，细胞空泡化，很多类似凋亡、坏死的细胞，最终细胞漂浮，完全死亡。

支原体感染诱导核 DNA 损伤，且诱导氧化应激，通过增加氧化嘌呤的水平，形成氧化修饰的 DNA，可能是通过消耗细胞抗氧化防御能力，使细胞对 ROS 诱导的 DNA 损伤更敏感。此外，支原体污染增加了细胞糖酵解和柠檬酸循环速率。其导致细胞发生了一系列异常的生理生化反应，最终导致细胞形态和抗原性发生改变，使得污染细胞和正常细胞差距十分显著。

解决方法：勤换液，换液时使用 PBS 缓冲液轻轻冲洗，更换新的培养基时加入支原体抑制剂。有些支原体抑制剂对支原体抑制的同时，对细胞活性影响少。应选择对细胞影响较小的支原体抑制剂。

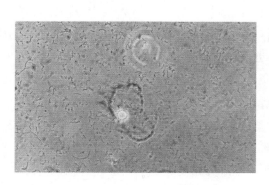

图 2-2-4 细菌污染

细菌污染（图 2-2-4）：细菌污染后显微镜下观察呈现有黑色细条沙状，首先，根据感染的细菌不同，所呈现的状态也不尽相同，有球形、杆状等；其次，培养液发黄，变浑浊，可明显看见培养皿中有细沙状的沉淀物，时不时还有异样气味发出。常见的细菌是肠杆菌、枯草杆菌、假单胞菌（革兰阴性菌）、葡萄球菌（革兰阳性菌），其中白色葡萄球菌较为多见。

细菌污染后一方面是细菌产生大量酸性物质使培养基内的 pH 下降，细胞生长最适条件被改变，细胞培养基颜色变为黄色且变浑浊；另一方面是使细胞发生病理改变,胞内颗粒增多、增粗,最后变圆死亡。

解决方法:培养基中加入抗生素处理,常用的是环丙沙星、庆大霉素等。但是,抗生素对细胞本身也有影响,使细胞状态大不如前,甚至细胞形态发生明显改变,导致细胞死亡。所以,防患于未然,应做到正确操作,严格执行无菌操作规范,定期清理消毒培养设施。

真菌污染(图2-2-5):真菌污染培养液清亮透明,不会像细菌感染大爆发,所以很难早期发现,镜下有时候像丝状,有时候像珊瑚状,慢慢地会长出很细的黑色丝状物。镜下可见菌落(淡黄色或者白色)漂浮在培养基表面。最常见的有假丝酵母菌(念珠菌)、酵母菌、真菌等。

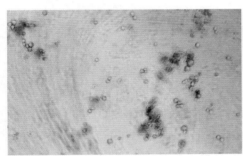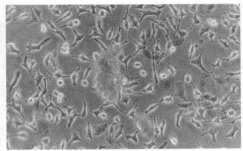

图 2-2-5 真菌污染

处理方法:迅速处理掉细胞,无需挽救,即使再珍贵。然后,彻底消毒灭菌培养间,CO_2孵箱,器皿和培养液。

黑胶虫污染(图2-2-6):黑胶虫可寄生于动物细胞,也可以生存于培养基中,依靠细胞和培养基中的营养为生,并随细胞传代而传代。黑胶虫与细胞竞争性生长,污染初始时对细胞影响甚微,但随着黑胶虫的数量增多到一定程度的时候,细胞生长就会受到抑制甚至死亡,严重影响了实验细胞培养。黑胶虫可以穿透滤膜,也可以通过空气传播,低倍镜下为黑色点状物体,高倍镜下可看见移动的黑点,培养液一般不浑浊,部分细胞仍可以继续使用。如果细胞生长状态良好,观

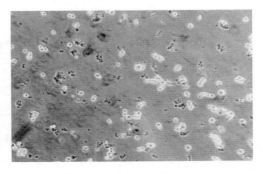

图 2-2-6 黑胶虫污染

测到的运动物无明显增多,且培养液颜色、透明度无明显变化,黑胶虫在细胞增殖旺盛之后会自然消失。

处理方法:更换血清,勤换液。由于黑胶虫与细胞竞争性生长,因此可以通过增加细胞铺板的数量,竞争抑制黑胶虫的生长。

四、细胞污染对实验的影响

细胞污染后均会导致细胞活力降低甚至死亡,最为严重的后果即导致实验得到错误的结果从而得到不正确的研究结论。此外,在同一细胞培养箱内培养的细胞,也有很大的机会受到相同的污染。

五、预防污染

预防细胞污染包括无菌操作,无菌用具,无菌环境。

(1)实验进行前,准备好所需的试剂和器材。玻璃吸管和玻璃培养瓶的消毒,进行实验所需的一些耗材高温灭菌或紫外灭菌。

(2)培养基和血清配制好后要做无菌试验:50 mL血清加入500 mL培养基中配置含10%血清的完全培养基,用无菌离心管取5～10 mL完全培养基置于细胞培养箱内培养2～3天,肉眼见无浑浊或沉淀等异物,镜下无污染物。分装后置4℃保存。

(3)胰蛋白酶消化液或其他需加入培养皿的液体,应用高压蒸汽灭菌或一次性无菌滤器过滤除菌后,分装成支置-20℃保存。

(4)超净台用紫外灯照射30 min,并开启超净台风机运转5～10 min,然后用75%乙醇擦拭超净台台面,再开始实验操作。

(5)实验进行时,佩戴好口罩及手套,穿上洁净实验服,有长发则将长发扎起或者佩戴帽子,避免灰尘或唾液进入培养物中。

(6)进入超净台前应用75%乙醇对双手及手腕进行全面擦拭,确保除菌完全。

(7)实验用品用75%乙醇擦拭后才能放入超净台内。

(8)操作时小心取用无菌物品,应避免污染。勿碰触吸管尖头,不小心碰触后应立即更换;手及物品不要在暴露的瓶口上方来往,容器打开后,倾斜45°操作,操作完成后及时盖上瓶盖。

(9)每次操作只处理一种细胞;即使不同细胞使用相同的培养基也不要共

享同一瓶培养基,避免细胞间的交叉污染。

(10) 实验用品用完应移出超净台,以利于空气流通;实验完成后用75%乙醇擦拭超净台台面。

(11) 定期清洗或更换超净台过滤膜、预滤网。1～2个月对培养箱定期进行清洁消毒。先用75%乙醇擦拭培养箱内壁、隔板、水盘2～3次,用双蒸水清洗,再用乙醇棉球擦拭一遍,最后紫外灯照射1 h以上或进行高温高压灭菌处理。水盘内加入无菌水(应每周更换),待培养箱内温度、湿度、CO_2浓度稳定后再放入细胞。

(12) 大型实验室应严格制定各项操作程序及规章制度。只有通过不断的学习、训练,才能熟练掌握无菌操作技术。为了尽可能减少污染的发生,以常规检查的方式来监督是必要的。细胞培养中发生污染是不可避免的,我们的目的是尽可能减少污染的发生及危害。

第三节　生物样本库的构建与保存

"生物银行"的概念在1996年首次由Loft和Poulsen提出,指收集、存储人体组织、血浆、体液等生物样本的资源库[5,6]。从那时起,生物样本库的不断丰富与发展改善了临床医学研究进展,尤其近年来多组学(基因组学、转录组学、蛋白质组学、代谢组学)如火如荼地开展,帮助建立了储存大量与患者疾病信息相关的大型电子数据库。生物样本库的构建在当今精准个性化医学时代发挥着指导作用,精准医疗开展依赖大量临床数据分析样本,而个性化医疗的关键在于具有注释良好的患者临床和病理数据。倘若通过规范生物样本库构建流程,以此获得更多高质量的样本,研究人员将能够利用这些资源来推进患者治疗[7]。

现代生物样本库作为发挥重大临床指导作用的基础设施,在构建过程中需要时刻关注与生物样本库相关的生物伦理问题,这需要临床医生、护士、生物学家、生物伦理学家、相关技术人员共同付诸努力,从而保障合理使用人类生物材料。欧洲联盟委员会曾发表了一份综合文件,强调了生物库的主要作用:① 收集和储存附有医疗数据和流行病学数据注释的生物材料;② 收集和储存的生物材料需要连续的或长期的后续管理;③ 收集临床样本需要有目的性,样本收集需服务于当前和/或未来的研究项目;④ 需注重保护临床样本捐赠者的隐私;

⑤ 制定管理结构和程序条例,保障捐赠者的权利和利益相关者的利益[8]。在改善样本管理、数据收集以及增加生物样本用于研究目的的同时,有必要保护患者,并在样本共享期间满足隐私、保密和提供临床样本受试者保护的所有要求。

在本节中将详细介绍生物样本库的基本理念,并描述生物样本库如何成为现代医学研究的基本结构。第一部分将从生物样本库的演变史入手,详细阐述细胞系和临床标本生物样本库的"前世今生"和生物样品的鉴定方法。第二部分旨在讨论人类生物样品诸如组织、细胞、血液和核酸的收集储存方法。最后一部分专门讨论生物伦理学相关问题。现代生物样本库构建与完善可通过注释良好的临床和生物数据对特定疾病进行预测/预后标记物的大规模筛选与分析,有效的生物标志物识别不仅对改进个性化医疗方法至关重要,而且是疾病诊断和预后的关键步骤。

一、生物标本库简介

在过去的几十年间,人类对生物标本的收集和储存方式有了巨大的进步,时至今日,我们已经可以稳定收集以及保存标本组织、细胞、DNA、蛋白质和其他亚细胞成分,这也进一步推动了医学研究领域获得了非常瞩目的成果。我们将介绍细胞系生物样本库和标本生物样本库如何随着时间的推移而演变,以及如何对生物样本进行鉴定。

1. 细胞系生物样本库

1951 年在约翰霍普金斯医院成功构建的 HeLa 细胞系拉开了细胞系生物样本库构建序幕,外科医生从一位名叫 Henrietta Lacks(HeLa)患者的宫颈癌分离了该细胞系,成为第一个在体外可稳定生长传代的癌细胞系。HeLa 细胞系在实验室通过实验方法得到永生能力,使科研人员首次得到了用于研究的体外癌症模型系统,但 HeLa 细胞系的构建并未得到患者本人的同意,因此其在伦理界、科学界乃至整个社会上均引起了巨大议论和反响。尽管如此,HeLa 细胞系推动了医疗发展这一事实毋庸置疑,因为其增殖能力突出,可无限传代,为体外研究实验提供了最佳和稳定的研究模型。21 世纪以来,已经有 5 个基于 HeLa 细胞系的研究成果获得了诺贝尔奖,HeLa 细胞系对医疗界的突出意义,以至于有后人在 Henrietta Lacks 墓志铭上特地铭刻了一行字:"她的细胞,将永远造福于人类"。

HeLa 细胞系的成功构建极大地推动了永生化细胞系在医学研究中的探索

及应用,在 20 世纪 70～80 年代,多个癌相关永生化细胞系相继问世。随着越来越多癌细胞系成功构建,如何保证每个肿瘤细胞系的起源,质量以及质控变得尤为重要,只有通过标准化程序构建的细胞系生物样本库才能保证在后续医学研究中得出的科研结论真实、可重复。制定标准化程序的关键是建立官方细胞系生物库管理组织,而第一个牵头的组织便是美国标准细胞库(ATCC),旨在为医疗研究提供经过认证的细胞系。目前主要的细胞系储存库包括:① ATCC(美国);② 中国科学院细胞库;③ 德国微生物和细胞培养中心(DSMZ,德国);④ 欧洲细胞培养保藏中心(ECACC,欧洲);⑤ 日本癌症研究资源库(JCRB,日本);⑥ RIKEN 研究所生物资源中心(日本);⑦ 韩国细胞系库(KCLB,韩国)。这些细胞生物库是当今世界研究疾病需要细胞的主要提供来源,通过提供细胞认证,如细胞核型分析,免疫谱检测,分子或遗传物质鉴定,支原体检测以及污染检测等,为医学研究结果真实性和复现性提供了保障。

2. 临床标本生物样品库(图 2-3-1)

最初的临床标本生物样本库的构建只是服务于高等院校/科研机构的特定研究项目,主要由可接触患者群体的临床医生或研究人员建立,临床标本生物样本库构建的初衷只是为了储备"剩余标本"来以备研究过程中不时之需,这些样本大多储存在一个或多个冰箱中,样本的标注数据也主要依赖于实验室中科研记录本或其他记录数据库[9]。尽管这些小型的生物样品库缺乏标准化样本收集处理流程,标本的储存条件也未完全达到标准,且样品库缺乏如基因组,转录组等数据支持,但它们依旧被视为人类生物样本库构建的初始阶段。

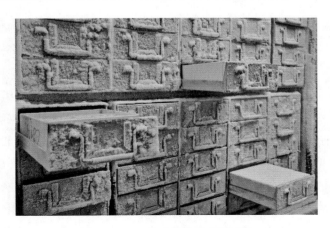

图 2-3-1 临床标本生物样本库

　　随着当前科技的迅猛发展,特别是测序技术的不断更迭,计算机算力指数的增长以及互联网的高速发展彻底改变了临床标本生物样本库的管理方式,这也导致构建的生物样本库变得愈发规范化与完整化。根据欧盟委员会研究中心前瞻性技术研究所的数据显示,约 77% 的欧洲生物机构始于 20 世纪 90 年代到 21 世纪初,而这期间恰好是人类基因组测序项目的完成时期,这导致了构建临床标本生物样本库的一重大使命,即与全基因组研究相关联,从而帮助识别疾病易感基因和诊断生物标志物。随后构建临床标本生物样本库机构呈井喷式增长,极大地促进了当代医学的发展。目前大部分研究项目均或多或少受益于生物样本库数据,一个典型案例即是抗 Her-2 的单克隆抗体曲妥珠单抗(赫赛汀)的研发,从最初的对美国国家癌症研究所储存的肿瘤标本进行评估,一步一步不断研发,目前已成为治疗特定亚型乳腺癌的药物之一。最近临床标本生物样本库在癌症基因组图谱(TCGA)的开发中发挥了关键作用,TCGA 数据库是公共资助的项目,当前收录了来自 20 000 个患者,33 类癌症的数据,旨在通过主要的致癌基因组变化来创建癌症基因组的综合“图谱”。由于 TCGA 数据库包含患者的临床样本信息与测序信息(主要为基因组,转录组,表观遗传及蛋白组等数据),因此可以通过大规模基因组测序分析不同肿瘤的大型队列特点。这种研究方法可以帮助确立特定类型癌症的关键特征,根据不同的基因组改变对肿瘤亚型进行细分,从而针对其基因特点制订精准个性化的医学治疗方案。

二、生物标本库的收集、储存与运输

1. 组织/细胞保存方法概述

　　长期以来,在没有制定规范的样本收集标准前提下,如何为生物样本库收集补充生物样本一直是一个悬而未决的问题。人类生物样本多种多样,其中包括人体各种组织、器官、提取的 DNA 或 RNA 样本、血液、体液、细胞系、细胞悬浮液、血浆等。目前大量研究项目均聚焦于基因组、转录组、蛋白质组和代谢组学等领域,而这些研究项目开展离不开具有明确临床和病理诊断的患者组织样本、血液样本或细胞系样本的支持。人体各种组织样本大多通过手术或尸检后获得,经手术获得的组织往往需要接受病理学家的组织病理学检查以确保组织的准确性。在获取人体各种组织样本过程中,为了防止组织降解和减少不必要的酶降解反应,常依赖中性缓冲福尔马林固定组织。在全面评估基因组、表观基因组、转录组、代谢组和蛋白质组技术出现以前,福尔马林固定石蜡包埋法是最常用收集生物样本库中的标本的方法。随着当前测序技术的发展,福尔马林固定石蜡包埋法在进行分子/遗传学和蛋白质研究过程中暴露了致命缺点。新鲜或冷冻组织往往比福尔马林固定组织的 DNA 和 RNA 质量更好,因此新鲜或冷冻组织是全基因组扩增、全基因组测序和 cDNA 微阵列分析的最合适样本。但考虑到福尔马林固定石蜡包埋法收集的样本仍在生物样本库中占主体地位,并且它是临床实践过程中最容易获得的组织样本的方式,因此有机构修订改善了当前技术以在室温下测试福尔马林固定石蜡包埋法样本的组学研究。除此之外,福尔马林固定石蜡包埋法中蛋白质完整性虽然比核酸完整性高,但已有部分研究指出储存的免疫组织化学载玻片的抗原性会随着时间的推移而降低[10]。因此在条件允许前提下,可以对同一生物样本同时保存福尔马林固定石蜡包埋法样本与冷冻生物标本。

　　冷冻生物标本是另外一种保存生物样本方法,低温可以帮助组织/细胞样本长期储存。手术后立即将组织保持在低温是确保标本质量良好的正确方法,也是标本收集储存标准化步骤。但是需值得注意的是手术切除的标本需第一时间进入冰冻环境,而通常手术切除的组织或标本会储放在环境室温下,在环境室温下的组织会经历"温暖缺血"时期,在该时期下部分核酸或蛋白成分极易降解。由于在手术过程中往往关注手术成功与否,"温暖缺血"时期并未受到过多关注,以致该时期往往忽略未被记录。因此在收集临床组织样本时推荐技术人员携带液氮容器进入手术室,以保证离体手术标本最快进入低温环境。收集和储存标本时的温度是消除标本异质性的关键,过去,所有类型的样品都在-20℃下短期和长期储存,而在今日,储存组织和细胞的标准温度在-80℃和-150℃之间。超低温可保持蛋白质、DNA、RNA 和细胞成分的完整性,对于细胞生物样本,推荐在-196℃液氮中长期保存,对于组织生物样本,推荐在-80℃超低温或-196℃液氮中长期保存。

　　由于低温环境会对活细胞和组织造成有害影响,因此冷冻保护剂通常用于预防或减少冷冻损伤。细胞悬液中添加冷冻保护剂可有效保护细胞免受冰晶和溶液损伤,冷冻保护剂可以与水分子结合,弱化水结晶过程从而降低溶液的黏性,实现减少冰晶的形成目的,同时冷冻保护剂可以维持细胞内外摩尔浓度,降低未结晶溶液溶质浓度,保护细胞免受电解质浓度变化带来的损伤。冷冻保护剂分为渗透性冷冻保护剂,如二甲基亚砜(DMSO)、甘油和 1,2-丙二醇等小分子物质,可以渗透到细胞内;另一类为非渗透性冷冻保护剂,如聚乙烯吡咯烷酮

(PVP)、蔗糖和聚乙二醇等,作为大分子物质,不能渗透到细胞内。DMSO 的使用非常普遍,它一直是最有效的冷冻保护剂之一。在 -200℃ 冻存环境下,DMSO 可快速穿透细胞膜进入细胞,有效降低细胞内冰晶形成,维持细胞内外渗透压稳定,延缓冻存过程从而减少细胞损伤。有研究显示,当培养液中 DMSO 浓度为 10% 时,细胞生长抑制率近 100%;1‰ 浓度时抑制率为 35%,即使浓度降至 0.04‰,DMSO 对细胞增殖仍有不利影响。虽然 DMSO 在深低温时细胞毒性会受到抑制,但复苏时需尽快用 PBS 洗掉 DMSO。

2. 组织/细胞保存流程

细胞的保存详见细胞培养章节,本章节详细介绍组织收集及保存流程(以肿瘤组织举例)。

(1) 在选取临床组织标本前需根据实验目的综合考虑研究对象纳入标准,需要考虑如饮食、药物、烟酒习惯等因素对实验结果的影响。针对肿瘤组织标本获取,还需考虑入组患者是否接受过术前新辅助放化疗,是否已经由病理证实为癌症等。实验组样本与对照组样本的采集状态应尽量保持一致,以降低其他干扰因素对实验结果产生的影响。

(2) 首先准备好用于保存样本的冷冻保存管,用油性记号笔在冷冻保存管上做好相应标记。所获取的临床样本组织块(如原位肿瘤组织、癌旁组织、转移灶组织等)应尽可能具有代表性,并尽可能去除非研究所需的其他组织(脂肪、肌肉、网膜、筋膜等)以保证肿瘤组织纯粹。

(3) 当收集的组织标本用于福尔马林固定时,需提前用 10% 福尔马林漂洗样本,以去除血渍和污物;而当收集的组织标本用于电镜观察或用于 DNA、RNA、miRNA、蛋白检测时,需用生理盐水或 PBS 缓冲液多次冲洗标本组织,去除血渍和污物对实验影响。若提取腺癌肿瘤组织,需要在黏膜层获取,癌旁正常组织获取均距离肿瘤组织边缘 5 cm 以上。收集的组织块大小控制在绿豆粒大小($0.2 \sim 0.4 \ cm^3$),重量控制在 $100 \sim 200$ mg,当收集标本比较充裕时,可以将标本分割成多个备份样本,分别保存在相应的冷冻保存管中。

(4) 对于需冷冻保存的样品,将标记好的冷冻保存管直接放入液氮中冷冻保存,随后转移至 -80℃ 冰箱长期储存。用于病理检测的组织经福尔马林固定后可置于常温保存,但需尽快将固定好的标本石蜡封存切片。若收集组织用于单细胞测序,为了维持临床组织样本中细胞的初始状态和活性,在取得新鲜洁净临床组织样本块后,需放置于组织保存液中,并尽量保持置于冰上低温($0 \sim 4℃$)保存。

（5）将收集好的样品填写登记单，写明样本编号、名称、患者来源信息、组织病理类型，取样日期，样本处理过程等情况。

3. 血液生物样本库保存方法概述

血液生物样本是医疗研究中常用的生物样本之一，根据研究目的和所需的血液成分血清、血浆、白细胞、红细胞等，被有目的收集在含有防腐剂和添加剂的试管中。血清样品与血浆样品储存试剂管的添加物不同，收集的血清样品通常储存在含有促凝剂（如凝血酶或二氧化硅）的试管中，而血浆样品通常储存在含有几种不同抗凝剂添加剂的试管中。目前大多数生化分析在血清上进行，而 DNA 和 RNA 分析在血浆上进行。在血液样本中添加剂的不同会在血液生物样本库基本数据之间引入异质性，比如与其他抗凝剂相比，使用柠檬酸盐抗凝的血液可产生浓度更高的 DNA 和 RNA，且适合淋巴细胞体外培养，而乙二胺四乙酸（EDTA）包被的收集管是大多数 DNA 分子、蛋白质物质分析测定的首选。添加肝素适用于代谢组学研究，但不适用于淋巴细胞培养，因为它会影响 T 细胞增殖能力。由于血液成分不稳定性，获得合格的血液样本关键取决于处理时间。若立即将血浆从血液中分离出来可保证后续研究蛋白质的稳定性，而将血液样本储存在 4℃低温环境下有利于提取高质量的 DNA 成分。血液生物样本储存的最佳温度因研究目的分析物、标记物或目标分子而异，总体来说，为保持每种血液成分完整性和稳定性，血液生物样本短期和长期储存最佳条件分别为低温（−20℃）和超低温（−80℃）。

4. 血液生物样本库标本保存流程

（1）在选取采血对象时需根据实验目的综合考虑研究对象纳入标准，需要考虑如饮食、药物、烟酒习惯等因素对实验结果的影响，采血对象须在安静状态下取得血液样本。针对肿瘤患者还需考虑入组患者是否接受过术前新辅助放化疗，是否已经由病理证实为癌症等。实验组样本与对照组样本的采集状态应尽量保持一致，以降低其他干扰因素对实验结果产生的影响。

（2）首先根据研究目的确定储存试剂管，且用油性记号笔在试剂管上做好相应标记。抽提 RNA 建议采用 BD 的 PAXgene 管抽取全血，研究 DNA 用 EDTA 抗凝管抽取 1～2 mL 全血，若使用红细胞裂解液或淋巴细胞分离液会使血液细胞处于应激状态，从而改变细胞的基因表达。收集血浆样本建议采集外周血 2 mL，迅速转移至 EDTA 抗凝管中，涡旋混匀。收集血清样本建议采集外周血 2 mL，迅速转入促凝管中，涡旋混匀。

（3）采血过程为创伤操作，应严格遵循无菌操作原则，并保证一人一针一管，谨防样本交叉污染。采血后，应立即转移血液至储存试剂管中，轻柔地充分颠倒混匀5～8次，以使抗凝剂起效。提取血清或血浆样本，应全程在冰上操作，将涡旋混匀后的采血管在4℃下10 000转/min离心10 min，吸取上清液至1.5 mL离心管中，在4℃下12 000转/min继续离心10 min，做好标记小心吸取上清到新的离心管中。

（4）对于处理好的血清或血浆样本，应置于-80℃冰箱中长期保存。若收集血液样本用于单细胞测序，取得新鲜血液样本后，可将采血管垂直放置于室温下保存，但需在2 h内提取外周血单核细胞。

（5）将收集好的血液样品填写登记单，写明样本编号、名称，患者来源信息，取样日期，样本处理过程等情况。

三、生物标本库构建的伦理问题

正如在第一部分所提到的HeLa细胞系，HeLa细胞系是第一个用于研究体外癌症的模型系统，对促进医疗进步意义重大。但HeLa细胞系的构建并未得到患者本人的同意，同时在未经同意或许可的情况下在世界各地增殖研究。这个负有巨大争议的细胞系激发了科学界对医学伦理的讨论，包括明确实验入组人员需签署知情同意书，如何更好保障入组人员隐私、社会经济地位信息、健康差异以及遗传学信息等，如何规范生物标本库商业化等。随着当前测序技术及互联网技术的迅猛发展，涌现了大量含有患者基因型/表型数据的大型数据库，伴随国家和国际机构日益紧密的数据共享，这对如何最好地告知和保护生物库研究参与者个人隐私信息提出了新要求。生物样本库的生物伦理学要求重要且必须严格遵守的，对维护生物标本库健康发展意义重大。在本节中将详细介绍生物伦理学的历史里程碑事件，并讨论与生物样本库相关的具体伦理问题即知情同意。

1. 生物标本库构建伦理相关里程碑事件

在历史进程中也曾有过许多与侵犯人权有关的案件，例如1945年的纽伦堡审判中关于犯罪医学科学家的案件，催生了《纽伦堡准则》，准则中详细指出人体试验要捍卫人类的尊严，医学试验得征求受试者的同意，这也被归结为医学伦理的最基本要求。随后1964年《赫尔辛基宣言》引入了"人体研究方案在启动前须由独立委员会审查"和"人体研究应基于实验动物和实验结果"的原则，此外，知情同意权被宣布为所有临床研究参与者的权利；《赫尔辛基宣言》为人体医学研究提供指导性原则，是人权保障的一个重要里程碑，它设定了伦理原则，说明了保护研究对象的尊严、自主、隐私和机密性的重要性，以及强调获得使用人体生物材料和数据的知情同意的必要性。自修订后的《赫尔辛基宣言》发布起，临床研究基础设施一直不断发展，且大量人类样本和相关数据需要进行科学性管理，并定期审查了研究是否符合伦理学要求。

虽然生物样本库和健康数据库具有巨大的研究价值，但由于其具有敏感性特征，在人权问题上容易引起争议。针对此问题，世界医学会在 2016 年发布了《台北宣言》，为收集、存储和使用患者的可识别数据和生物材料提供了指导性方针[11]。该声明将生物样本库定义为"生物材料和相关数据的集合"，将健康数据库定义为"收集、组织和存储健康信息的系统"。它将人类生物材料描述为从活着或已故的个体上获得标本，这些标本可以为某种研究提供相应的特定生物信息。健康数据库和生物库中的样本都是从某一个或多个人体中获得的，因此引起了对尊严、自主、隐私、保密和歧视等问题的争议。因此，该文件建议，推动科学进步和保护人权之间必须协调一致，这也是首个就人类生物样本库和数据库相关研究所引起的争议论题提供伦理指导的国际指南。

2. 生物样本库相关知情同意

知情同意是构建生物样本库过程中所涉及最具讨论性的话题之一。制定完善的知情同意，目标是让受试者有能力按个人意愿决定是否参与研究计划，这意味着详细了解知情同意所涉及的所有内容，对确保受试者的决定被有效地"知情"至关重要。然而，由于各国法律制度的差异，国际上并没有达成知情同意内容的共识。在欧洲，《通用数据保护条例》提供了有关知情同意的重要指示，该法律框架为欧盟内收集和处理个人信息提供了指导方针。它将知情同意定义为"受试主体具有明确的同意意愿，即同意处理与他/她有关的个人数据，而这种同意意愿需要明确的方式确认"。并在文件中描述了有关同意（有效）的基本条件：① 同意必须是主观自愿的；② 同意需要针对具体、特定目标；③ 同意需要是知情的；④ 同意需要是明确的；⑤ 同意是一种个体行为，它需要通过声明或明确的行为来保证；⑥ 同意需要区分其他事项；⑦ 征求同意的要求需要用清晰明了的语言。

尽管《通用数据保护条例》已经明确了知情同意的定义，但如何优化知情同意内容来适应未来生物样本库发展依旧存在激烈争论。事实上，专注于特定研究项目的传统知情同意内容在当前生物样本库构建过程中的约束能力是不够的。目前大多数生物样本库采用了"广泛同意"模式，即同意在特定研究内容中将他/她的样本用于当前或未来的研究,而无需联系患者[12]。"广泛同意"为科研工作人员提供了足够的灵活性来开展自己的科研工作,但这也导致受试者丧失了对个体信息直观把控能力。随着目前信息技术工具的发展,"动态同意"模式越来越受到受试者欢迎。这种模式的同意需要与患者保持紧密的沟通,以时刻记录管理患者同意所授权的研究内容。"动态同意"极大增强了受试者的自主性,并有助于满足受试者参与新研究计划的愿望。"动态同意"注重与受试者的沟通,充分实现受试者的告知、参与并为其提供选择,使其能获得基于生物库资源的每个研究项目的同意。这种模式下侧重持续沟通的可能性,并能吸引越来越多受试者放心将他们的生物样本用于科学研究,但它也有一些缺陷,如很难避免治疗性误解等。比较"动态同意"模型与"广泛同意"模型,后者仍是生物样本库研究主要的道德解决方案,因此"广泛同意"模型需要予以改进,通过参考"动态同意"方法提出的一些现代沟通策略来应对受试者不满与指正。

第四节　临床统计之初识统计学

一、统计学的发展

统计学是应用数学的一个分支,主要通过概率论建立数学模型,收集所观察系统的数据,进行量化的分析、总结,进而进行推断和预测,为相关决策提供依据和参考。统计学的英文 statistics 最早是源于现代拉丁文 statisticum collegium(国会)以及意大利文 statista(国民或政治家),代表对国家的资料进行分析的学问,也就是"研究国家的科学"。统计学的发展过程有三个阶段:第一阶段为"城邦政情"(Matters of state)阶段,始于古希腊的亚里士多德撰写"城邦政情"或"城邦纪要"。内容包括各城邦的历史、行政、科学、艺术、人口、资源和财富等社会和经济情况的比较、分析,具有社会科学特点。第二阶段为"政治算数"(politcalarthmetic)阶段:第一类是对社会经济现象进行统计调查和经验观察得到的数字;第二类是运用某种数学方法推算出来的数字;第三类是为了进行理论性推理而采用的例示性的数字。第三阶段为"统计分析科学"(Science of statistical analysis)阶段。现代统计学的代表人物比利时统计学家奎特莱(Adolphe Quelet),他将统计分析科学广泛应用于社会科学,自然科学和工程技术科学领域,因为他深信统计学是可以用于研究任何科学的一般研究方法。

现代统计学的理论基础概率论始于研究赌博的机遇问题，大约开始于1477年。数学家为了解释支配机遇的一般法则进行了长期的研究，逐渐形成了概率论理论框架。在概率论进一步发展的基础上，到19世纪初，数学家们逐渐建立了观察误差理论，正态分布理论和最小平方法则。于是，现代统计方法便有了比较坚实的理论基础。

二、统计学基本概念

1. 总体与样本

根据研究目的而确定的同质观察单位的全体称为总体（population），更确切地说，它是同质的所有观察单位某种观察值的集合。观察单位（observe unit），亦称个体（individual），是统计研究中的基本单位，即一个样本，它可以是一个人、一个器官、一块组织、一皿细胞。在医学的临床研究中一般都采取从总体中抽取样本，根据样本信息来推断总体特征的方法，即抽样研究（sampling research）的方法，这种从总体中抽取部分观察单位的过程称为抽样（sampling）。为保证样本的代表性，抽样时必须遵循随机化（randomization）原则。

2. 变量与资料

确定总体之后，研究者应对每个观察单位的某项特征进行观察或测量，这种特征能表现观察单位的异性，称为变量（variable）。对变量的观测值称为变量值（value of variable）或观察值（observe value），由变量值构成资料（data）。资料分为数值变量资料（如身高、体重、血压）、定性资料（如阴性阳性、家族史的有无）、等级资料（如治愈、显效、好转和无效）。

3. 误差

随机误差：是一类不恒定的、随机变化的，由多种尚无法控制的因素引起的不可避免的误差。系统误差：是实验过程中产生的误差，其产生原因是可知的或可能掌握的，如抽样不均匀，分配不随机，因而应尽量通过周密的研究设计和严格的技术措施加以消除或控制。非系统误差：在实验过程中由研究者偶然失误而造成的误差，亦称为过失误差，这类误差应当通过认真检查核对予以清除。

4. 均数

算术均数简称均数（mean），用于反映对称分布的变量值在数量上的平均水平。几何均数（geometric mean），用于反映一组通过对数转换后呈对称分布的变量值在数量上的平均水平，如计算抗体滴度的几何均数。

5. 方差与标准差

方差 S^2 (variance)也称均方差(mean square deviatio),反映一组数据的平均离散水平。标准差 S(standard deviation)是方差的正平方根,其单位与原变量值的单位相同。

6. 正态分布

正态分布(normal distribution)是一种最常见的连续型随机变量分布,以变量值为横坐标,各组段频数为纵坐标绘制直方图,随着原始数据个数逐渐增多,这种直方图的顶端逐渐接近于一条光滑的曲线,这曲线的形态呈钟形,两头低、中间高,左右对称,近似于数学上的正态分布。

三、医学统计学

(一)医学统计学分类

医学研究的类型很多,不同的分类标准形成不同的分类。

研究的目的不同分为验证性研究(confirmatory study)与探索性研究(exploratory study)两种;研究的形式不同分为观察性研究(observational study)与实验研究(experimental study)两种;研究的时限不同分为前瞻性研究(prospective study)、回顾性研究(restrospective study)和横断面研究(cross-sectional study);从研究的对象可分为以一般人群为基础的社区研究(community survey)、以患者为基础的临床试验(clinical trial)和以动物、标本或其他生物、化学材料为基础的实验研究。

观察性研究分为描述性研究和分析性研究两种类型。描述性研究主要是对人群的疾病或健康状态在人群、时间、地区的分布和强度进行描述,其中最多的方法是"横断面研究"。分析性研究的目的在于探索疾病与健康的各种危险因素,估计它们对疾病与健康作用的大小,并提出可能的干预措施,其主要任务是探索和验证病因假说,常用的方法有"病例对照研究"和"队列研究"。下面重点介绍运用比较广泛的病例对照研究和队列研究。

病例对照研究(case-control study)又称为回顾性研究(retrospective study),主要应用于探索疾病的危险因素和病因。选择一组患某病的患者(病例组),再选择一组不患该病的对象(对照组),比较两组人群之间在疾病发生之前有关可疑因素(危险因素)的暴露情况,如果两组的暴露率确有差别,则可认为所研究疾病与因素之间存在着关系(表 2 - 4 - 1)。

表 2-4-1 病例对照研究资料整理表

	有暴露或特征	无暴露或特征	合 计
病例组	a	b	$a+b=n_1$
对照组	c	d	$c+d=n_0$
合计	$a+c=m_1$	$b+d=m_0$	$a+b+c+d=n$

初步比较 a/n_1 与 c/n_0，如果有统计学意义，可认为此病与暴露的因素有关联（但不一定是因果关系）。检验病例组与对照组有暴露史的比例是否有差异，X^2 检验是最常用的一种检验方法，可用四格专用公式或 Fisher 精确检验法，但 X^2 值的大小只能推断有无关联，并不能表示关联的程度。

队列研究（cohort study）亦称为前瞻性研究（prospective study），是一种与临床试验非常相似的观察性研究方法，能够克服有关罕见暴露与数据收集的时序方面的问题，能够有效地判断危险因素与结局的关联，因此主要应用于检验疾病的病因假设。研究开始时观察对象未达到研究结局，但知道其暴露属性，随访一定时间后再比较不同组的结局（表 2-4-2）。

表 2-4-2 队列研究数据归纳表

结 局	暴露组	非暴露组	合 计
发生	a	b	$a+b=n_1$
未发生	c	d	$c+d=n_0$
合计	$a+c=m_1$	$b+d=m_0$	$a+b+c+d=n$

暴露组的危险值 $R1=a/m_1$，非暴露组的危险值 $R2=b/m_0$，暴露组与非暴露组危险值的比值即危险度比或相对危险度（relative risk，RR）。如果暴露人群与非暴露人群的危险度一样，则 RR=1，说明暴露与结局无关；若暴露人群的危险度大于非暴露人群，则 RR>1，说明暴露是有害的，可称为危险因素；若暴露人群的危险度小于非暴露人群，则 RR<1，说明暴露是有益的，称为有保护作用。RR 是暴露与结局之间联系的强度指标，RR 越远离 1，联系强度越大。

（二）医学统计学的实际应用

1. 常用的统计方法的选择

1）t 检验

（1）单样本 t 检验（one sample/group t-test）：当总体均数已知，想检测研究者所观察的特殊人群或处理组的样本的均数是否与未处理的总体存在差异。

例：研究从事铅作业的男性与正常成年男性的血红蛋白含量均数是否相等。首先正常成年男性的血红蛋白含量均数为已知，从事铅作业的男性的血红蛋白含量通过计算可得到其平均值及标准差，最后通过单样本 t 检验公式算出 P 值。

（2）配对样本 t 检验（paired/matched t-test）：适用于配对设计的计量资料：① 两同质受试对象配成对再分别接受两种不同的处理；② 同一受试对象（如两只脚）分别接受两种不同处理；③ 同一受试对象先后接受不同的处理方法（这种情况使用 t 检验存在一定缺陷）。

例：对比两种不同的方法对乳酸饮料中脂肪含量的测定结果是否不同，先得到一定数量的饮料，用两种方法分别对同一瓶饮料进行检测，收集两种方法对每一瓶饮料的测量数据，然后通过配对 t 检验公式算出 P 值。

（3）两样本 t 检验：这是应用最广的一种检验，尤其是基础实验，如可以将细胞，动物模型等随机分为两组，进行不同的处理后再进行比较。适用于完全随机设计两样本均数的比较，此时比较的是两样本均数所代表的两总体均数是否不等。两组完全随机设计是将受试对象完全随机分配到两个不同处理组。

例：为研究新药 A 的降糖效果与传统降糖药拜糖平的效果差异，某医院用 40 名患者进行同期随机对照实验。研究者将患者随机分为 2 组，分别使用新药 A 和拜糖平进行治疗，最后通过计算出两组患者血糖下降值均数，通过公式算出 P 值。

但是在两小样本均数的比较时，要求两组样本数据总体均服从正态分布且两总体方差相等，即方差齐性，若不满足则采用近似 t 检验（Cochran & Cox 法、Satterthwaite 法和 Welch 法，其中第一、第二种方法较为常用）。而配对 t 检验则要求每对数据差值的总体服从正态分布即可。

2）方差分析（analysis of variance，ANOVA），又称 F 检验

在进行科学研究时，有时按实验设计需要将所研究的对象分为多个处理组施加不同的干预，处理因素至少有两个以上，就需要采用方差分析。多组处理的实验数据有三个不同的变异，第 1 个是总变异，即全部观测值大小不同，这种变异称为总变异，总变异的大小可以用离均差平方和（sum of squares of deviations from mean，SS)表示。第 2 个是组间变异，各处理组由于接受处理的水平不同，各组的样本均数也大小不一，这种变异称为组间变异。第 3 个是组内变异，在同一处理组中，虽然每个实验对象接受的处理相同，但观测值仍各不相同，这种变异称为组内变异（误差）。

例：为研究新药 A 在使用不同剂量时，其降糖效果是否有差异，某医院将 120 名患者随机分为 4 组。分别使用不同剂量的新药 A 进行治疗，通过公式计算出各离均差平方和 SS、自由度 v、均方 MS 和 F 值。最后通过查阅 F 界值表得到最终的 P 值。

需要注意的是，方差分析只能证明各组不完全相同，并不代表任意两组之间有差异，如果想比较特定的两组之间是否有差异，需要进一步比较。如果是多组之间单一因素的比较，则可以将选定的两组进行 t 检验。而如果是多组之间的多重因素比较，则不能采用简单的 t 检验，需要采用 LSD - t 检验、Dunnett - t 检验或者 SNK - q 检验，具体可以查阅医学统计学方差分析章节。这里再简单介绍一种称为拉丁方设计资料的方差分析。例如：某研究者为了比较甲、乙、丙、丁、戊、已 6 种药物给家兔注射后产生的皮肤疱疹大小。采用拉丁方设计，选用 6 只家兔并在每只家兔的 6 个不同部位进行注射。本研究药物是处理因素，家兔和部位是减少实验误差的控制因素，这三个因素的水平数都为 6，从专业上判断因素间相互作用的影响可忽略，故可选择拉丁方设计。

3）X^2 检验

当一项实验的观察指标并不是连续性的数值，而是阴性/阳性、有效/无效这样的情况时，可考虑采用 X^2 检验。例如，想研究 A 药和 B 药在降低颅内压是否有效及效果是否存在差异，可以将病人随机分为 A 和 B 两组，分别用 A 和 B 药进行治疗，先统计出两组中有效与无效的人数，然后进行 X^2 检验，这个时候可以用最简单的四格表检验专用格式。需要注意的是，当样本总量小于 40 或者某个理论频数小于 5 时，需要根据具体情况采用校正公式或 Fisher 确切概率法。

4）生存分析（survival analysis）

生存分析是将事件的结果和出现这一结果所经历的时间结合起来分析的一类统计分方法。不仅考虑事件是否出现，而且也考虑事件出现的时间长短，因此该类方法也被称为事件时间分析（time-to-event analysis）。生存分析资料通常采用纵向随访观察获取，和一般资料相比较具有如下特点：① 同时考虑生存时间和生存结局;② 通常含有删失数据(包括到了观察的截止时间点仍未出现死亡;由于搬迁,不配合等原因数据失访;死于其他与研究无关的因素);③ 生存时间的分布通常不服从正态分布。

2. 统计表与统计图的制作

在统计描述过程中,可以用统计表或统计图来展示资料的数据结构、分布特征和规律,既能更加快速直观地了解实验结果便于下一步分析和计算,也方便读者理解。

1) 制表的基本要求

(1) 标题概括表的重要内容,包括研究的时间、地点和研究内容;

(2) 标目分别用横标目和纵标目来说明表格每行和每列内容或数字的含义;

(3) 数字用阿拉伯数字表示。无数字用"—"表示,缺失数字用"…"表示,数值为 0 者记为"0",不要留空项,数字按小数位对齐;

(4) 表中数字区不要插入文字,必须说明者标" * "号,在表下方以备注的形式说明。

2) 统计图的分类

(1) 直条图(bar chart):用多个等宽的直条表示相互独立的分组,直条的长短表示每个分组研究对象统计指标的数值大小。它可以分为单式条图(图 2 - 4 - 1a)和复式条图(图 2 - 4 - 1b),单式条图就是横轴上每一个分组只有一个变量,复式条图就是横轴上的每一个分组有两个或多个分组变量,图中有多少个长条组合,就表明每个分组中的变量有多少种水平的组合。

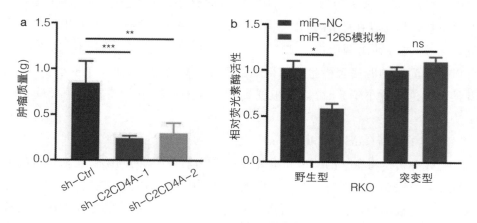

图 2 - 4 - 1　直条图[13]

（2）饼图（pie chart）：是以圆形总面积作为100%，将其分割成若干个扇面表示事物内部各构成部分所占的比例，适合描述分类变量资料的各类别所占的构成比（图2-4-2）。

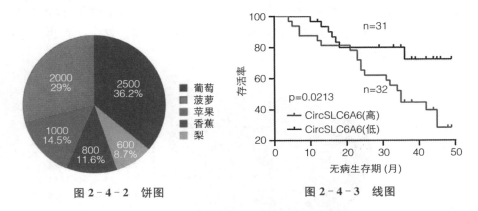

图2-4-2 饼图

图2-4-3 线图

（3）线图（line graph）：是用线段的升降来表示数值的变化，适合于描述某统计量随另一连续性数值变化而变化的趋势，最常用于描述统计量随时间变化而变的趋势，如生存曲线图（K-M曲线）（图2-4-3）。

（4）箱式图（box plot）：同时展现5个统计指标来反映原始数据的分布特征，即数据分布中心位置、分布、偏度、变异范围和离群值。箱式图的两端分别代表上四分位数和下四分位数，中间横线是中位数，两端连线分别是除离群值外的最小值和最大值（图2-4-4）。

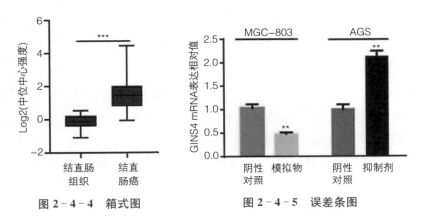

图2-4-4 箱式图

图2-4-5 误差条图

（5）误差条图（error bar chart）：通过样本信息来描述总体，估计抽样误差的大小，特别适合比较多个样本间的差异（图2-4-5）。

（6）韦恩图（Venn diagram）：是一种图形化工具，用来表示集合之间的关系。它是由英国逻辑学家和数学家约翰·维恩（John Venn）于1880年提出的。构成要素为圆圈或椭圆：每个圆圈或椭圆代表一个集合。如果有两个集合，通常使用两个相交的圆圈；如果有三个集合，通常使用三个相交的圆圈，以此类推。交叉区域：圆圈之间的交叉部分表示相应集合之间的共同元素。这些共同元素存在于两个或多个集合中（图2-4-6）。

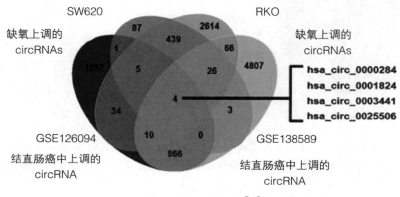

图2-4-6 韦恩图[14]

四、统计软件应用

1. SPSS

SPSS（statistical package for social science）是国际上最流行并具有权威性的统计分析软件之一。SPSS主要有三大窗口：数据编辑窗（data editor）、结果输出窗（viewer）和程序编辑窗（syntax editor）。它既可以在SPSS中新建数据文件，也可以导入已建立的数据文件。在许多情况下，原始数据难以满足数据分析的全部要求，此时需要将原始数据进行适当的转换（transform）。SPSS具有强大的数据转换功能，它不仅可以进行简单的变量变换和重新建立分类变量，还可以进行复杂的统计函数运算以及逻辑函数运算。具体操作在统计学书中有具体介绍，此处不再赘述。

2. GraphPad Prism

GraphPad Prism作为一款集统计学分析和制图功能为一体的统计分析软件，由于其操作简单，数据分析结果直观易懂，近年来受到广大研究者的青睐，尤其是初学者。

1）t 检验和方差分析的使用步骤

第一步：首先打开软件，新建一个工作台，先选择你需要的图表格式，比如直方图，箱式图或者误差条图，随后点击"create"，如图 2 - 4 - 7。

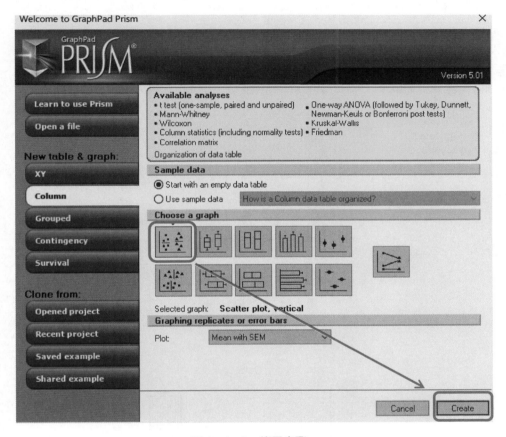

图 2 - 4 - 7　使用步骤一

第二步：在 Data Table 中输入各分组的名称，实验结果数值。最后点击 Graph 中的 Data，可直观地看见软件自动生成的条形图，如图 2 - 4 - 8、图 2 - 4 - 9。

第三步：编辑图像的格式，如果想改变柱状图的格式，则双击某一直条，可以改变其颜色，填充格式、边框和粗细等参数。双击横纵坐标，可以改变坐标起始值，数值间距等，如图 2 - 4 - 10、图 2 - 4 - 11。

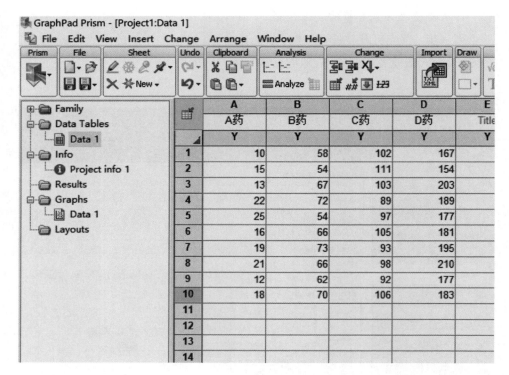

图 2-4-8　使用步骤二

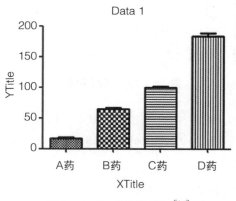

图 2-4-9　使用步骤三[14]

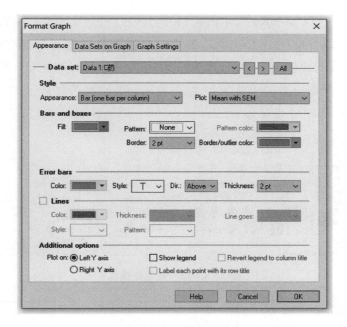

图 2 - 4 - 10 使用步骤四

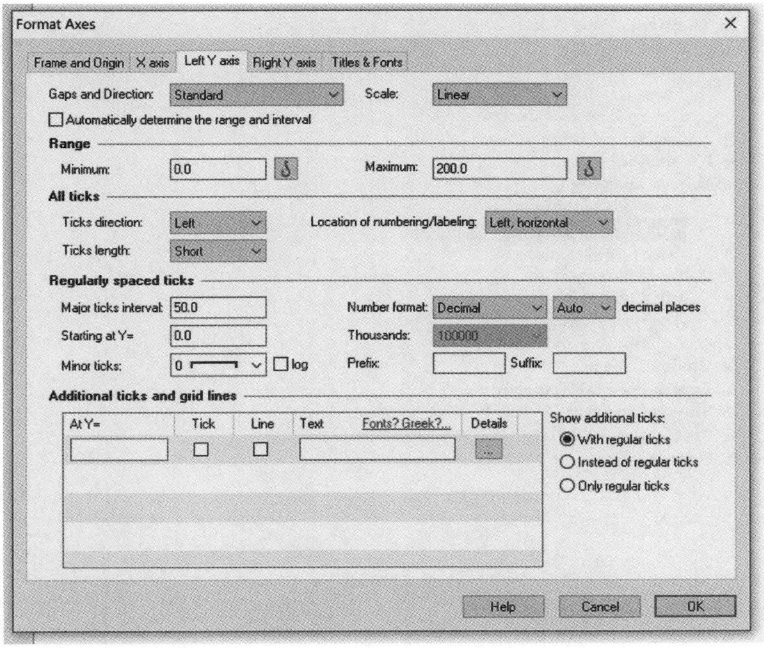

图 2 - 4 - 11 使用步骤五

第四步：选择"Analyze"，本例数据分为四组，按照前面介绍应选取方差分析（analysis of variance，ANOVA），若想比较任意两组之间是否存在差异，需要先选中需要对比的两组数据，再选择 t 检验，同时选择非配对 t 检验。此处需要注意，选择好合适的统计学公式后，需要同时选择表格最下方"Output"中的"Create a table of descriptive statistics for each column"，如图 2 - 4 - 12～图 2 - 4 - 15。

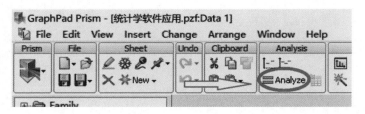

图 2 - 4 - 12　使用步骤六

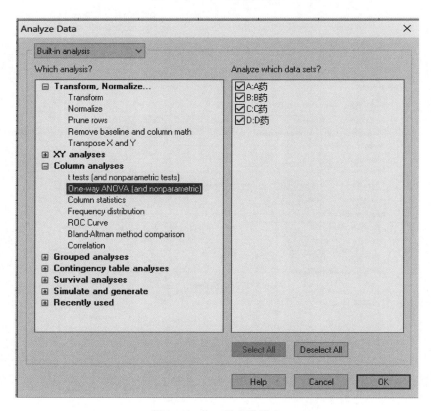

图 2 - 4 - 13　使用步骤七

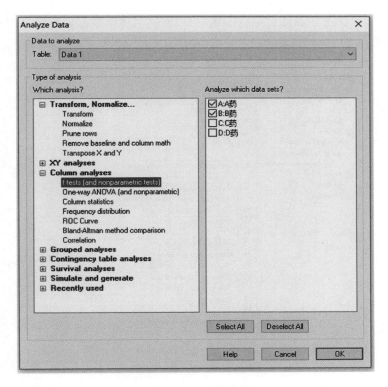

图 2 - 4 - 14　使用步骤八

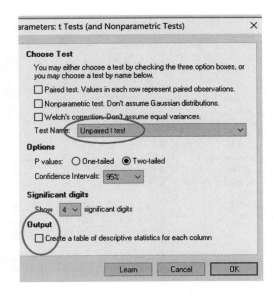

图 2 - 4 - 15　使用步骤九

第五步：点击"Results"中的图表，可以看到具体的数据分析结果，如各组的均值，方差以及 P 值等，如图 2-4-16～图 2-4-17。

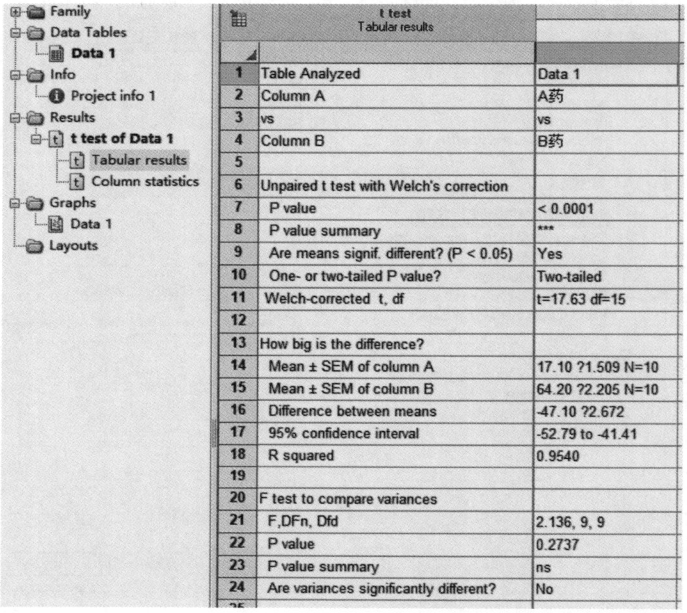

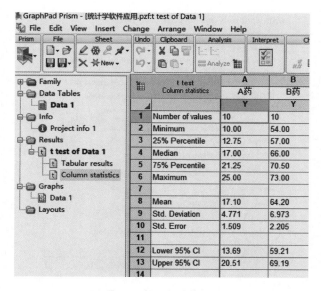

图 2-4-16　使用步骤十

图 2-4-17　使用步骤十一

2) X^2 检验及 Fisher 确切分析的使用步骤

第一步：打开软件后，先选择合适的图表格式，X^2 检验应选择"Contingency"，随后选择其中合适的图形，点击"Create"，如图 2 - 4 - 18。

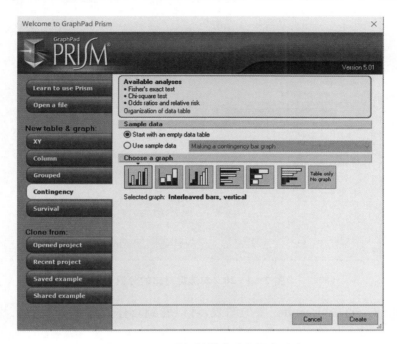

图 2 - 4 - 18　选择统计方法与图表形式

第二步：在数据表格中分别命名横坐标及纵坐标，输入各组数据，如两组中有效/无效、阴性/阳性的具体数值，如图 2 - 4 - 19。

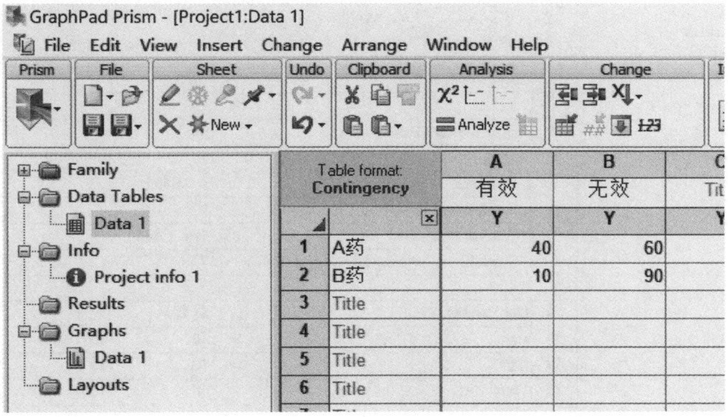

图 2 - 4 - 19　输入数据结果

第三步：选择统计学分析方式，为"Chi-square(and Fisher's exact)test"，如图2-4-20。

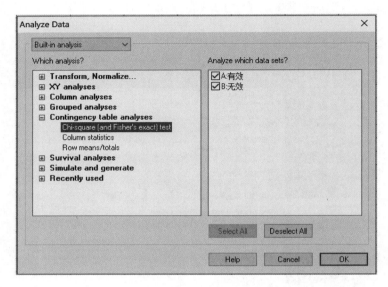

图2-4-20 勾选需对比的分组

第四步：点击"Results"中的图表，可以看到具体的数据分析结果及 P 值等，如图2-4-21。

	Contingency			
1	Table Analyzed	Data 1		
2				
3	Fisher's exact test			
4				
5	P value	< 0.0001		
6	P value summary	***		
7	One- or two-sided	Two-sided		
8	Statistically significant? (alpha<0.05)	Yes		
9				
10	Data analyzed	有效	无效	Total
11	A药	40	60	100
12	B药	10	90	100
13	Total	50	150	200

图2-4-21 查看具体分析结果

五、总结

医学统计学作为一门科学，必须如实地反映现状，不论从实施统计方法的角度，还是进行科学研究的角度，目的都在于得到真实的数据，这就是医学统计学的求实性。医学统计学必须在统计理论的指导下，正确运用统计学思维，针对数据特点，巧妙地选用恰当的高效的统计分析方法，从而得到可靠的结果和科学的结论。本章节先介绍了统计学的基本概念和几种常用的研究方法，再通过举例列举了几种常用的统计学计算方法，最后详细介绍了目前操作较容易上手的Graphpad Prism 软件，希望可以为初学者在设计实验方案及选择统计分析方式的过程中提供帮助。

| 第三章 |

登 堂 入 室

第一节 Endnote 初级操作技术

一、文献管理常用工具及工作流程

文献管理软件是学者或者作者用于记录、组织、调阅引用文献的计算机程序。面对信息爆炸的时代和日益激增的文献数量,在同时处理来自多个期刊的多个参考文献,以及将这些文献纳入自己研究的参考文献时,如果没有文献管理软件的助力,这一过程将变得极其繁琐和混乱。

在 20 世纪 90 年代初,随着科学研究逐步规范和普及,文献管理软件也应运而生。最初,文献管理软件仅仅是用来根据期刊要求规范化引文的格式,随后逐步诞生了多种不同的功能。迄今为止,市面上已存在几十种主流的文献管理软件,其中最常用的英文文献管理软件包括 RefWorks(在线文献管理工具)、Endnote(主要的储存和管理工具)、Mendeley(另一种常用的免费管理工具)、Zotero(适用于火狐、谷歌、Safari 浏览器插件)等,常用的中文文献管理软件包括 Noteexpress、知网研学等(图 3 - 1 - 1)。这些文献管理软件具有以下共同特征:能够手动以 PDF 导

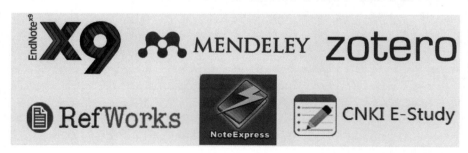

图 3 - 1 - 1 常用的文献管理软件

入、数据库形式添加文献;能够以文件夹/文件组形式整合参考文献;便于分享文献;能够创造和指定参考文献格式;能够在 Word 中插入参考文献等等。

文献管理软件的工作流程,其实也就是从检索文献到利用其作为参考文献的整体流程。对于目前所有的文献管理软件来说,尽管界面不同,功能各异,但整体工作流程都是一致的。当我们从数据库中检索到所需的文献记录后,我们将其通过多种文献记录形式(主要为.txt 或.ris)下载到本地,并在软件中识别数据库导出的字段,形成题录信息。进而我们可根据上文中所述的二分法对文献进行整理。而后我们根据投稿需要,选择适合的文献输出格式,最终进入投稿流程。

接下来,我们以 Endnote 这一主流的文献管理软件为例,了解和认识文献管理软件的下载安装和基本功能。

二、初步认知 Endnote

1. Endnote 是什么?

Endnote 是 Clarivate(科睿唯安)公司推出的一款文献管理软件,目前已广泛应用于撰写论文、报告和文章时,参考书目和参考文献的添加,支持 Windows 和 macOS 操作系统。自 1989 年第一版 Endnote 发布以来,经过不断地更新迭代,目前已更新至 Endnote 20,发挥"在文本处理文档中,添加参考文献的数据库管理器和参考书目制作者,并能够按所需格式编辑参考文献格式"的功能。

2. Endnote 有什么功能?

作为一款已得到广泛商业化应用的软件,Endnote 能够在一个界面下完成文献查找、管理、阅读、引文编辑和共享的工作,极大节省了科研人员的工作时间和精力。

(1)文献检索(图 3-1-2):除了支持直接从数据库导入或从 PDF 文件中提取题录信息外,Endnote 还支持联网文献检索,通过输入已知文献的相关信息,如标题、作者、年份信息等,Endnote 可以精确定位到所需文献,继而可将其导入本地目录。而对于已下载到本地的文献信息来说,Endnote 同样可以发挥

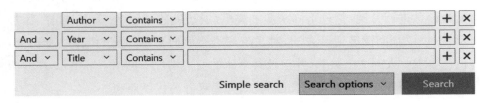

图 3-1-2　Endnote 文献检索界面

本地检索功能，在大量的文献题录信息，根据检索者所需字段，检索到目标文献，极大地提升了科研工作者的工作效率。

（2）文献管理：文献管理作为软件的主要作用，在此无需赘述。其不仅能够手动添加分组并根据文献字段对文献顺序进行排布，还能够添加智能分组，如以某个关键词对相关文献进行分组。

（3）引文编辑：Endnote 支持 7 000 余条参考文献格式的下载和导入，在投稿时可根据期刊要求选择相应格式，并对所有插入参考文献格式进行统一修订。如果期刊对参考文献格式有特殊要求，如部分字段加粗、斜体等，都可以在 Endnote 中进行手动编辑，使参考文献格式满足所需要求（图 3 - 1 - 3）。

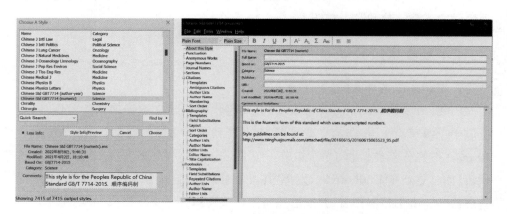

图 3 - 1 - 3　Endnote 中的参考文献格式及编辑页

（4）协作共享：当需要将自己的文献库发送给其他人进行阅读和添加时，传统将参考文献打包发送的方式费时费力，而 Endnote 提供了文献共享的新思路，通过添加共享库的形式，无需下载就可以查看对方的文献库，甚至 PDF 附件。尽管该功能较少使用，但也能为科研协作带来极大的便利。

3. Endnote 有哪些应用？

Endnote 可以对文献进行有效的管理和分析。通过不同的分组形式，可以对文献信息进行分类，整理不同来源的文献；通过创建新组、去重复、排序、添加 PDF 附件、添加阅读笔记等方法，对文献库进行实时更新；通过协作共享功能，提供最多 100 人的文献共享，并记录共享库的变更情况。同时，Endnote 在线版可以协助使用者实现多端口的文献同步，为远程办公提供便利。

此外，在撰写论文时，通过使用 Endnote 的期刊投稿模板，可以提升写作效率。Endnote 中提供了 300 余种期刊投稿模板,并可下载和使用超过 7 000 种期刊的参考文献格式,其能帮助写作者迅速定位到所需的文献和图表,并在论文引用位置中进行参考文献插入。同时,Endnote 能够按照投稿要求将参考文献进行统一格式化,避免重复添加文献的困扰,提升写作效率。

4. Endnote 还具有哪些优势?

除了上文中已经提到的 Endnote 具有的优势外,Endnote 还具有一些其他的优势,比如系统占用资源小,基本不会造成计算机死机的情况;普适性强,国内外数据库的文献下载均支持 Endnote 格式;文献管理无上限等。这些特点都使得 Endnote 在文献管理软件的市场竞争始终保持优势地位,并成为医学科研工作者必须掌握的科研工具之一。

三、Endnote 的安装与使用

1. Endnote 的下载与安装

Endnote 包含在线版(图 3 - 1 - 4)和单机版两种类型,在线版地址为:http://www.myendnoteweb.com,但一般推荐使用单机版,其运行更稳定,使用也更为广泛。但目前官网下载单机版 Endnote 需要购买(图 3 - 1 - 5),有条件的研究人员可在所在研究机构或学校的软件平台下载正版 Endnote 安装包。

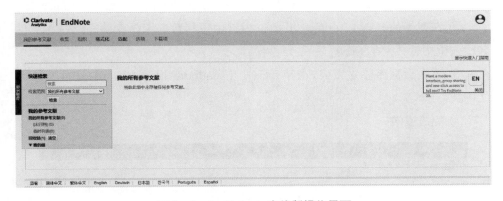

图 3 - 1 - 4　Endnote 在线版操作界面

接下来,以从上海交通大学医学院网络信息中心下载的最新版 Endnote 20 安装包为例,简要讲解 Endnote 的安装过程。值得注意的是,在安装 Endnote 时,需要关闭所有 Office 软件,并要求 Word 版本在 2000 以上。

首先,找到文件的下载位置,并将压缩包解压至当前文件夹。

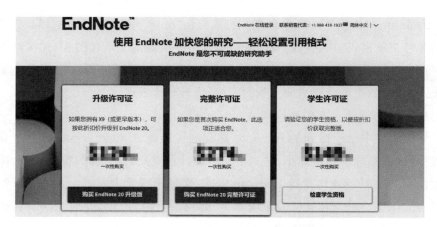

图 3 - 1 - 5   Endnote 单机版购买界面

继而,在文件夹下打开安装包,并依次点击 next,选择"I would like a 30-day free trial"及 Typical 模式,直至完成安装过程。

至此,就完成了 Endnote 的安装过程。

2. 文献数据库的建立

安装完成后,下一步就是需要建立个人的文献数据库。以建立"结直肠癌"数据库为例,演示文献数据库的建立过程(图 3 - 1 - 6):

① 打开 Endnote——菜单栏选择 File——new,创建新的个人数据库(library)。

② 在产生的 new reference library 窗口中选择数据库储存路径——在文件名输入框中输入"结直肠癌"——点击保存。

③ 个人数据库建立完成,在路径下产生 endnote library(. enl)文件及同名文件夹(. data)。

④ 完成安装。

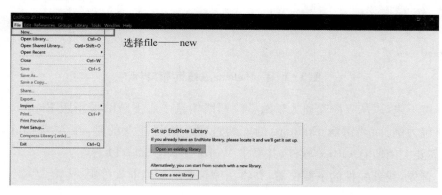

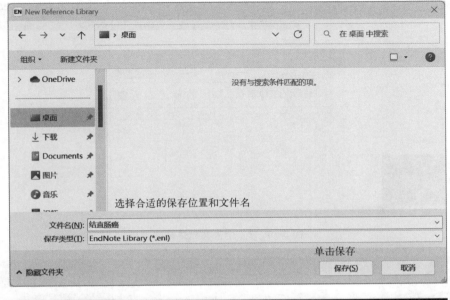

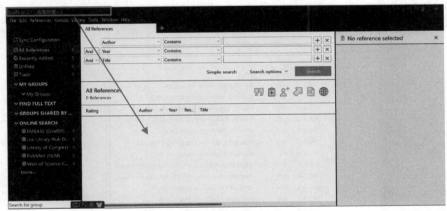

图 3-1-6 文献数据库的建立

3. 文献数据库的打开和总览

在建立好个人文献数据库后，就需要导入文件进行整理。但在此之前，需要首先了解一下，文献数据库的打开方式，并对 Endnote 总体界面做一了解。

个人文献数据库的打开方式（图 3-1-7、图 3-1-8）：

① 打 开 Endnote——File——Open Recent，打 开 近 期 保 存 的 文 献 数据库。

② File——Open Library，根据保存路径打开期望的数据库。

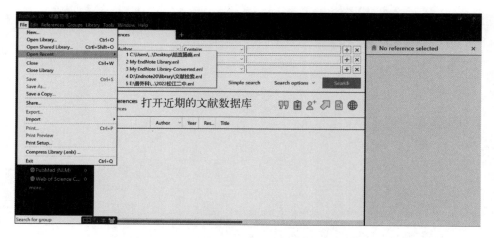

图 3-1-7 个人文献数据库

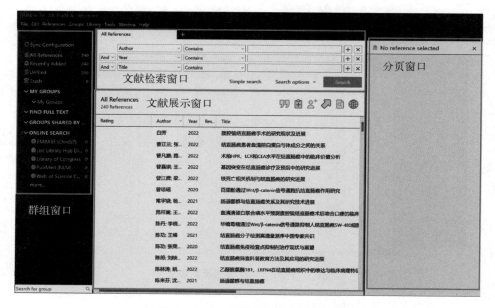

图 3-1-8 文献数据库窗口界面

数据库界面如下图所示,主要分为群组窗口、文献检索窗口、文献显示窗口和分页窗口四个部分。

旧版本的 Endnote 中,在群组窗口中,可以选择 local library、Online search、Integrated library 三种模式,而在新版本的 Endnote 中则简化了这一部分,直接以整合模式展示文献库信息。使用者可根据自己的需要直接在 My

Groups 中建立自己的文件夹并对文献进行分类，或借助 Online Search 进行在线文献检索。

而文献检索窗口在不同模式下均存在简单搜索和高级搜索选项，如图为高级搜索模式，可根据不同字段进行本地或在线的文献检索，并通过布尔逻辑进行连接。

文献展示窗口显示了所有纳入的文件，可根据作者、年份等不同字段进行排序，字段内容和顺序也可根据本人需要右键调整。

而分页窗口则展示选定文献的具体信息，包括参考文献格式和 PDF 附件等。

接下来，认识一下菜单栏的具体内容：

File 中主要包含建立、打开和关闭数据库文件、保存和转化数据库文件、导入导出数据、打印和退出这几个部分，如图 3-1-9 所示。

图 3-1-9 File 菜单详情

Edit 中主要包含撤销操作，剪切、复制、粘贴、选择，设置字体字号风格，偏好设置这几个部分。

Reference 中包含插入、编辑、复制、删除参考文献，查找、浏览全文、插入图片，针对 Web of Science 的选项及文献汇总等（图 3-1-10）。

在 Groups、Library、Tools、Window 和 Help 选项卡中，还有关于分组、文库整理、输出格式等的选项，在此不进行详细展开，有兴趣的读者可以自行探索。

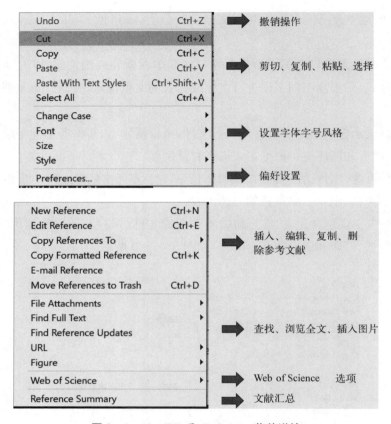

图 3 - 1 - 10　Edit 和 Reference 菜单详情

4. 文献的导入

建立文献数据库之后,就需要导入参考文献并进行整理和归纳。对于 Endnote 来说,常用的文献导入方法主要包含以下几种:

① 本地导入:可以直接将本地的 PDF 文件导入 Endnote,软件会根据 PDF 中具体信息自动生成题录信息。

② 数据库输出:这是最常见的一种文献导入形式,即在现有数据库检索后直接导入 Endnote 进行汇总。

③ 联网检索:可以在 Online Search 的数据库中直接进行联网检索。

④ 手动录入:在阅读纸质期刊、书籍时,可以直接将相关信息进行手动导入 Endnote。

以结直肠癌相关文献导入为例,展示文献导入的具体操作过程。

（1）本地导入

选择 File——Import——File，在弹出选项框内选择"PDF"，Choose 选择待上传的 PDF 文档，单击 Import，可以将单个 PDF 文件导入 Endnote 中。

对于英文文献来说，导入后可以自动识别作者、年份、标题等信息，形成完整的题录，如图 3-1-11 所示。

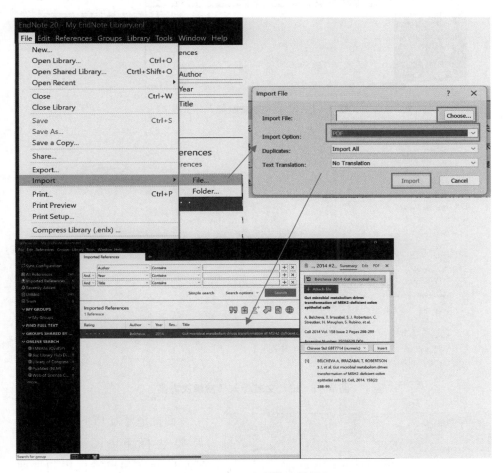

图 3-1-11　文献的本地导入

而对于中文 PDF，导入后可能存在字段显示不全问题，如图 3-1-12 所示。

对于这种情况，可以通过右侧 Edit 选项进行手动添加，或通过右击，选择 Find Reference Updates 进行信息更新（图 3-1-13），或直接在网站中检索该文献，并以 Endnote 格式进行导出，将下载后的文件导入 Endnote。

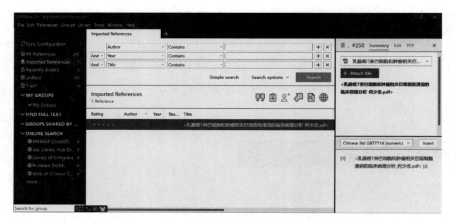

图 3 - 1 - 12　中文文献导入常见问题

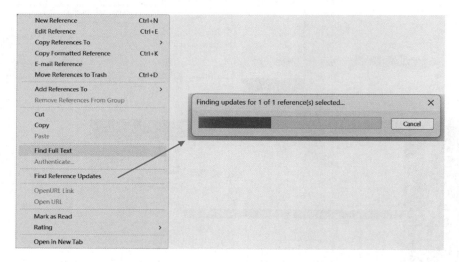

图 3 - 1 - 13　文献导入异常解决方案

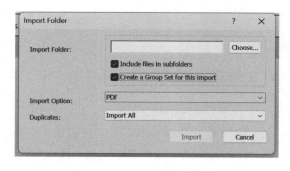

图 3 - 1 - 14　文献的批量导入

而批量导入 PDF 操作类似，只要选择 File——Import——Folder，并在弹出选框中勾选两个选项即可（导入子文件夹中的文件，以及为该文件夹建立新分组），并单击 choose 选择对应文件夹，Import 导入即可（图 3 - 1 - 14）。

（2）数据库导入

对 PubMed、WOS 等文献来说，可以选择网页直接导入，但对于中文数据库来说，参考文献只能导出为 txt 格式，需要通过格式转化后再进行导入。

首先以 PubMed 为例进行操作演示：进入 PubMed 数据库后，选择需要导出文献，选择 Send to——Citation manager——Create File，将文献集合下载到本地。下载后双击文件，即可在 Endnote 中自动导入文献（图 3-1-15）。

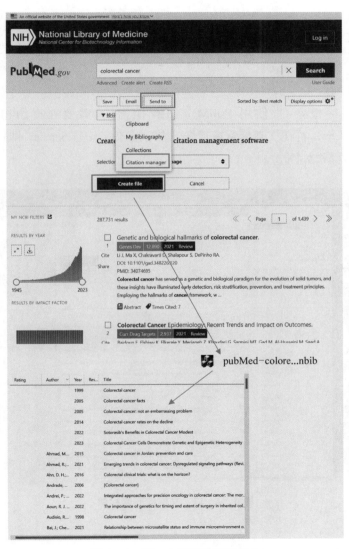

图 3-1-15　文献的数据库导入

而对于中文文献,则只能保存为 txt 格式文件,并通过 txt 格式导入 Endnote 中,如图 3-1-16 所示:

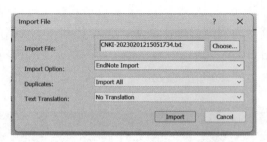

图 3-1-16　txt 格式文献导入

(3) 联网检索

对于联网检索,常使用 PubMed 进行检索,只需要在群组窗口中选择 PubMed(NLM),再在文献检索窗口输入检索条件,点击 Search,即可开始检索过程。具体操作如图 3-1-17。

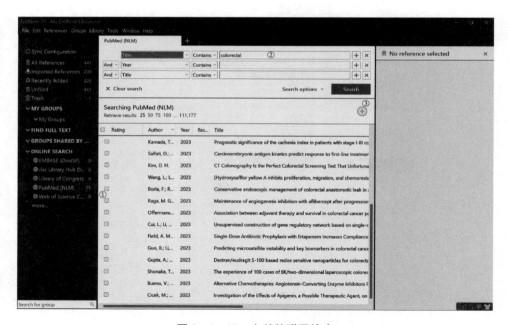

图 3-1-17　文献的联网检索

(4) 手动输入

手动输入与前三种方法相比较为麻烦,较少使用,但对于某些特殊情况,如未被收录的书籍信息、纸质文献信息等，手动输入是文献导入的主要选择。手动输入主要通过 Reference——New Reference 进行直接创建，创建时需注意作者信息应一名一行，名在前、姓在后，关键词应一词一行（图 3-1-18）。标题、作者年代、期刊、卷期页等重要信息应当填写，其他非关键信息可以忽略。

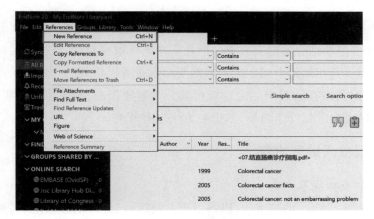

图 3-1-18 文献的手动输入

第二节 蛋白质提取及 Western Blot 实验

一、蛋白质提取原理

组织细胞破碎后，大量胞内蛋白质被释放出来后需将其溶解于一定溶剂下，目的是保持其天然状态，防止因外界因素改变而造成蛋白质降解破坏。蛋白质在离开其天然环境后极不稳定，容易变性，所以需要维持特定的条件来保持蛋白质的结构与活性。对于大多数蛋白质，其均能溶于水、稀盐、稀碱或稀酸溶液中。所以在蛋白质提取过程中溶于与正常生理条件相似的缓冲溶液中，比如，0.1 mmol/L Tris-HCI 缓冲溶液；而对于那些不溶于水、稀盐、稀酸和稀碱的蛋白质，可以在提取液中加入适量有机溶剂，如乙醇、丙醇等。对于不同的蛋白质，控制缓冲溶液的温度、pH、离子强度等因素，有利于保持蛋白质的活性。十二烷基硫酸钠（SDS）等阴离子除垢剂可以与蛋白质的正电荷侧链结合，使核酸和蛋白质分开。然后再加入浓醋酸钾溶液使 SDS-蛋白质复合物沉淀。另一种让核酸和蛋白质分离的方法是氯仿等有机溶剂。这些有机溶剂可以使蛋白质变性，与核酸分开,离心后分为两相,上层的含核酸的水相,下层为有机相,而交界处为蛋白质层,这种方法可作为研究变性蛋白质的方法。总之,对于任何蛋白质提取来说,最终是要尽可能多提取目标蛋白质并保持其活性。

二、常见蛋白质分类

一般情况下,按照蛋白质的形态、结构和其物理性质分类,并将其分为纤维蛋白、球状蛋白及结合蛋白三大类。但在蛋白质提取实验中,往往更关注的是蛋白质的来源及其在细胞中的定位。根据蛋白质来源可将其分为细胞蛋白和组织蛋白;根据蛋白质在细胞中的定位可将其分为胞质蛋白、胞核蛋白和膜蛋白等。对于不同来源和定位的蛋白质,其提取方法也有所差异。

三、蛋白质提取方法

1. 组织蛋白提取方法

实验材料:冰盒、动物组织、PBS、RIPA 裂解液、蛋白酶抑制剂、磷酸酶抑制剂、离心管、EP 管、匀浆仪(超声仪)、研钵、液氮。

实验步骤:

(1)将所有的实验试剂及耗材放在冰上预冷。

(2)制备裂解液。取适量 RIPA 裂解液,加入 1% 蛋白酶抑制剂和磷酸酶抑制剂,混匀,放置于冰上。

(3)清洗组织。用预冷的 PBS 溶液漂洗组织数次,清除其表面血迹。

(4)研磨组织。在研钵中将组织研磨成小组织块,注意在研磨过程中在研钵加入液氮。将研磨好的组织放入 EP 管中称重。

(5)加入裂解液。按照 1 mg 组织加入 6 μL 体积的裂解液(根据对蛋白浓度的需要可以适当调整裂解液的量,按照组织质量的 3~10 倍可调整)。

(6)震荡混匀。可用电动匀浆机或其他匀浆器匀浆作用 30~60 s,为提高产出,还可以用超声处理。震荡混匀后在 4℃摇床上摇 1 h。

(7)离心。充分裂解后,在 4℃的离心机中离心(13 000 转/min,5 min)。离心后取上清液,放在-20℃下保存或待进一步实验。

2. 细胞蛋白提取方法

1)贴壁细胞蛋白提取

实验材料:冰盒、细胞、PBS、完全培养基、RIPA 裂解液、蛋白酶抑制剂、磷酸酶抑制剂、离心管、EP 管、胰蛋白酶。

（1）将所有的实验试剂及耗材放在冰上预冷。

（2）制备裂解液。取适量 RIPA 裂解液，加入 1%蛋白酶抑制剂和磷酸酶抑制剂，混匀，放置于冰上。

（3）洗涤细胞。将细胞培养皿中培养液吸出，用已经预冷好的 PBS 洗涤两遍。

（4）裂解细胞。吸干净 PBS 后，在培养皿中加入适量已经制备好的 RIPA 裂解液，使裂解液均匀、完全地分布于培养皿上，并放置于冰上 5 min。

（5）用细胞刮刀将细胞裂解物集中于培养皿一侧，收集裂解物并将其转移至微量离心管中。为提高产出，还可以用超声处理细胞碎片。震荡混匀后在 4℃摇床上摇 1 h。

（6）离心。充分裂解后，在 4℃的离心机中离心（13 000 转/min，5 min）。离心后取上清液，放在 -20℃下保存或待进一步实验。

2）悬浮细胞蛋白提取

实验材料：冰盒、细胞、PBS、完全培养基、RIPA 裂解液、蛋白酶抑制剂、磷酸酶抑制剂、离心管、EP 管。

（1）将所有的实验试剂及耗材放在冰上预冷。

（2）制备裂解液。取适量 RIPA 裂解液，加入 1%蛋白酶抑制剂和磷酸酶抑制剂，混匀，放置于冰上。

（3）离心。将培养皿中所有液体转移至离心管中，离心（1 000 转/min，3 min）。然弃去上清液。再用完全培养基重悬、洗涤细胞，再离心。重复 2 次。

（4）裂解。在最后一次离心后把沉淀中转移至 EP 管中，在 EP 管中加入裂解液。

（5）离心。把离心管放入离心机离心（1 000 转/min，3 min）。离心后把上层液体倒出，加入培养基，反复吹打，离心，重复 2～3 次。

（6）震荡混匀。将最后一次离心后沉淀转移至 EP 管中，加入适量裂解液，用移液管吹打使之成为细胞悬液。为提高产出，还可以用超声处理细胞碎片。震荡混匀后在 4℃摇床上摇 20 min。

（7）离心。充分裂解后，在 4℃的离心机中离心（13 000 转/min，5 min）。离心后取上清液，放在 -20℃下保存或待进一步实验。

3. 胞质细胞蛋白提取

实验材料：冰盒、细胞或组织、PBS、完全培养基、胞质/胞核蛋白提取试剂盒（胞质/胞核蛋白提取液）、蛋白酶抑制剂、磷酸酶抑制剂、离心管、EP 管、胰蛋白酶。

（1）将所有的实验试剂及耗材放在冰上预冷。

（2）提取 buffer 制备。在胞质蛋白提取液中加入适量蛋白酶抑制剂和磷酸酶抑制剂。在线粒体提取液中加入适量蛋白酶抑制剂和磷酸酶抑制剂。

（3）细胞收集。收集大约 1×10^7 个细胞，用 PBS 洗涤细胞，离心（1 000 转/min,3 min）2 次；组织样本（约 200 mg）去除脂肪组织和结缔组织后于冰上剪碎，再用 PBS 洗涤三次。

（4）细胞裂解。在上述细胞或组织样本中加入 1 mL 胞质提取 buffer，放在玻璃匀浆器上匀浆 30～60 s，放在冰上冷却。

（5）离心。将匀浆液转移至离心管中，涡旋振荡，放置冰上 10～15 min，在 4℃,3 000 rpm 条件下离心 10 min，得到上清液和沉淀，取上清液。

（6）将上清液转移至新的离心管中，于 4℃,12 000 转/min 离心 30 min。上清液为胞质蛋白，可在-20℃下保存或用于下一步实验。沉淀物为线粒体。在得到的上清液中重复上述离心步骤，得到更为纯净的胞质蛋白。

（7）在沉淀中加入 0.1 mL 的线粒体溶解 buffer，冰上放置 30 min，涡旋振荡，在 4℃、13 000 转/min 条件下离心 10 min，得到的上清液为线粒体蛋白，可在-80℃下保存或用于下一步实验。

4. 胞核细胞蛋白提取

实验材料：冰盒、细胞或组织、PBS、完全培养基、胞质/胞核蛋白提取试剂盒（胞质/胞核蛋白提取液）、蛋白酶抑制剂、磷酸酶抑制剂、离心管、EP 管、胰蛋白酶。

（1）将胞质蛋白提取步骤（5）得到的沉淀转移至离心管中，加入适量的胞核蛋白提取缓冲液，在 4℃下涡旋振荡 30 min。

（2）在 4℃,12 000 转/min 条件下离心 10 min。取上清液即为胞核蛋白，可在-20℃下保存或用于下一步实验。

四、蛋白定量方法

蛋白质定量就是指测定蛋白质溶液中蛋白质的浓度，目前常用的方法有凯氏定氮法，分光光度法、双缩脲法、Folin -酚试剂（Lowry）法和二喹啉甲酸（BCA）法。各种方法有其各自的原理，也有其各自的优缺点。一种蛋白质溶液用不同的方法测定可能会得出几种不同的结果。所以在测定蛋白质浓度时根据需求选择不同的测定方法。在下文中我们将简要介绍几种方法的原理。重点介绍生物实验室常用方法——BCA 的实验流程。

1. 凯氏定氮法（图 3-2-1）

蛋白质是含氮的化合物，凯氏定氮法是测定溶液的总氮量，然后乘以蛋白质系数，得到蛋白质的含量。虽然凯氏定氮法操作复杂但是测量的结果比较准确。

2. 分光光度法

原理：蛋白质分子中的酪氨酸、苯丙氨酸和色氨酸残基的苯环具有共轭双键，可以吸收紫外光，紫外光的吸收峰在 280 nm 处，在一定浓度范围内，吸光度和蛋白浓度成正比，符合朗博-比尔定律（$A = \varepsilon bc$，A 为吸光度，在入射光波长和光程一定时，ε 和 b 为一定值，c 为蛋白质浓度），用此法可以测浓度范围在 $0.1 \sim 1.0$ mg/mL 的蛋白质溶液。该法操作简单，测定快速，但是这个方法的准确度较差，不同蛋白质的酪氨酸和色氨酸的含量差异不同，若待测样本蛋白与标准蛋白质的酪氨酸和色氨酸相差过大，则测量结果有一定误差。而且嘌呤、嘧啶等核酸类物质对于试验结果有一定干扰，虽然可以进行校正，但结果还是会存在一些误差。

3. 双缩脲法

原理：蛋白质中氨基酸分子用过肽键相互连接，而具有两个或以上肽键的化合物皆有双缩脲反应（蛋白质中有 $-CS-NH_2$、$-CH_2-NH_2$、这些基团可以在碱性条件下与铜离子反应），形成紫色配合物，在 540 nm 处有最大吸收。在一定浓度范围内，紫色络合物颜色的深浅与蛋白质含量呈正比，符合朗博-比尔定律，可用比色法定量测定，用此法可以测定浓度范围在 $0.5 \sim 10$ mg/mL 的蛋白质溶液。此法操作简单，测量迅速，反应主要与蛋白质的肽键含量有关，受蛋白质异质性影响较小，外界干扰较小，但测量灵敏度和准确性较差。

4. Lowry 法

原理：Lowry 法的原理与双缩脲法类似，只是多加了一种试剂，Folin-酚试剂，两种试剂共同作用增加显色量，提高检测的灵敏度。该反应分为两步，第一步：在碱性条件下，蛋白质中肽键和碱性铜离子相互作用形成蛋白质-Cu^+复合物；第二步：蛋白质-Cu^+复合物中的酪氨酸和色氨酸残基与还原酚中的磷钼酸和磷钨酸结合，生成蓝色化合物。在一定浓度范围内，蓝色复合物颜色的深浅与蛋白质含量呈正比,符合朗博-比尔定律,可用比色法定量测定,用此法可以测定浓度范围在 $20\sim250$ μg/mL 的蛋白质溶液。此法灵敏度较高,较双缩脲法灵敏 100 倍,但是耗费时间较长,专一性较差,且容易受到其他物质干扰。

5. BCA 法

原理:BCA 检测法是 Lowry 法的一种改进,反应原理与其类似,蛋白质中的肽键在碱性条件下能与 Cu^{2+} 生成络合物,同时将 Cu^{2+} 还原成 Cu^+。二喹啉甲酸在碱性条件下可以和 Cu^+ 生成深紫色化合物,这种化合物在 562 nm 处具有吸收峰值,蓝色复合物颜色的深浅与蛋白质含量呈正比,故可以用比色法测定。BCA 测量法有标准检测法($10\sim1\,200$ μg/mL)和微量检测法($0.5\sim10$ μg/mL)。BCA 法操作简单,不受干扰物质影响,灵敏度高。

实验材料:BCA 试剂一(适用于标准检测法)、BCA 试剂二(适用于微量检测法)、标准蛋白质溶液(1.0 mg/mL)、待测蛋白质溶液、分光光度计、容量瓶、水浴锅、移液管。

(1)配置 BCA 试剂

BCA 试剂一配置。

试剂 A:分别称取 10 g BCA,20 g $Na_2CO_3 \cdot H_2O$,1.6 g $Na_2C_4H_4O_6 \cdot H_2O$,4 g NaOH,9.5 g $NaHCO_3$,加蒸馏水至 1 L,用 NaOH 调节 pH 至 11.25。试剂 B:2 g $CuSO_4 \cdot 5H_2O$,加蒸馏水至 50 mL。取 50 倍体积的试剂一与 1 倍体积的试剂二混合,摇匀。

BCA 试剂二配置。

试剂 A:称取 8 g $Na_2CO_3 \cdot H_2O$,16 g $Na_2C_4H_4O_6 \cdot H_2O$,16 g NaOH,加蒸馏水至 1 L,用 NaOH 调节 pH 至 11.25。试剂 B:取 40 g BCA,加入蒸馏水至 1 L。试剂 C:2.0 g $CuSO_4 \cdot 5H_2O$,加蒸馏水至 50 mL。取 1 倍体积试剂 C 与 25 倍体积试剂 B 混合,再加入 26 倍体积试剂 C。

(2)绘制标准曲线

取 6 支干净试管,分别加入 0、0.05、0.1、0.15、0.35、0.6 mL 标准蛋白质溶液,再加蒸馏水至 1 mL,加入 2 mL BCA 试剂,摇匀,再于 60℃恒温水浴放置 30 min。冷却至室温后,在 562 nm 波长处记下吸光度。绘制标准曲线。

(3)样品测定

对于样品蛋白质含量在 $100\sim1\,000$ μg/mL 的样品,取 100 μL,加入

0.9 mL 蒸馏水,使用 BCA 试剂一后测定吸光度。对于样品蛋白质含量在 0.1~10 μg/mL 的样品,取样 1 mL,使用 BCA 试剂二后测定吸光度。重复 2 次,取平均值。

五、Western Blotting 实验

1. 制胶(图 3-2-1)

(1) 先组装好制胶器,将洗净且烘干的两块玻璃板底端对齐然后放在灌胶支架上。

(2) 参照分离胶(根据蛋白质大小选择合适的分离胶浓度)的配置体系加入各种组分,混匀。用移液枪将配置好的凝胶沿玻璃板的一角小心缓慢注入,注意不要产生气泡。分离胶的高度通常距离矮板上缘 2 cm。灌好后,注入适量无水乙醇封胶。

(3) 静置一段时间后待凝胶聚合(可以看到分离胶和无水乙醇之间分离界限清晰),待凝胶聚合后,倒去无水乙醇。参照浓缩胶(根据蛋白大小选择合适的分离胶浓度)的配置体系加入各种组分,混匀。用移液枪将配置好的凝胶沿玻璃板的一角小心缓慢注入,注意不要产生气泡。然后根据需求插上梳子(10 孔或 15 孔),注意不能产生气泡。

(4) 待上层浓缩胶聚合后,拔下梳子。此时胶已制好,制好的胶可用于后续实验。

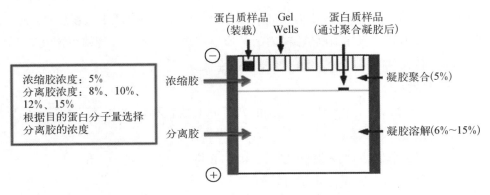

图 3-2-1　Western blot 胶板模式图

2. 加样

(1) 蛋白变性。将提取出的蛋白质加入上样缓冲液进行加热变性(95~

100℃,10 min),变性好的蛋白质可用于加样,也可在-20℃下保存。

(2)加样。将凝胶板浸没在电泳液中,用移液枪把蛋白质溶液加入各个泳道中,每个泳道加样体积最好大体一致(通常每个泳道 10～15 μL),15 孔板最高可加到 30 μL,10 孔板可加到 40 μL。根据蛋白表达量可适当调整上样体积。

3. 电泳

合上电泳槽,注意电极方向(红对红,黑对黑)。设置电泳条件恒压 80 V,在条带至浓缩胶和分离胶交界处将电压改成 120 V,待蛋白跑至凝胶底部时即可停止,结束电泳。

4. 转膜

(1)膜处理。预先裁好和胶条同样大小的 PVDF 膜(一般为 5.5 cm×8.5 cm),PVDF 膜需事先用甲醇浸泡 3 min 左右,浸入转膜缓冲液 10 min 浸湿。

(2)裁胶。电泳结束后,用切胶刀切去浓缩胶和多余的分离胶,用转膜缓冲液平衡。

(3)转膜。制备"三明治",阳极板(白板)+3 层厚滤纸+PVDF 膜+凝胶+3 层厚滤纸+阴极板(黑板),玻璃试管轻轻滚压挤出气泡,关上转印夹,合上锁扣。

(4)电转。把"三明治"放入转移槽中,注意"三明治"的黑面对应转移槽的黑面,"三明治"的白面对应槽的红面。注意在转膜过程中会产生大量热量,整个转移槽需要泡在冰水中,在转移槽内的一边还需放一块冰盒。转移恒流 0.3 A,90 min。转膜时间可以根据蛋白质大小适当调整。

5. 封闭

(1)转膜结束后去除 PVDF 膜,把 PVDF 膜放在孵育盒中,用 TBST 漂洗,在摇床上清洗 3 次×5 min。

(2)漂洗结束后,加入脱脂奶粉封闭液,在室温下平稳摇动 1 h。

(3)回收封闭液,重复步骤(1)。

6. 一抗孵育

(1)加入一抗(例:抗 Tubulin 鼠源抗体,按照 1∶2 000～5 000 比例用一抗稀释液稀释),一抗必须覆盖 PDVF 膜全部,平稳摇动,4℃条件下过夜。

（2）回收一抗，TBST 摇床洗膜 10 min×3 次。

7. 二抗孵育

（1）加入二抗（羊抗鼠 IgG‑HRP，按照 1∶2 000 比例用二抗稀释液稀释），二抗必须覆盖 PDVF 膜全部，平稳摇动，室温条件下孵育 1 h。

（2）回收二抗，TBST 摇床洗膜 10 min×3 次。此时膜可以用于显影。

8. 显影

（1）配置显影液。将显影液 A 和显影液 B 按 1∶1 体积混合，每条条带 200 μL，计算好显影液量，配置好以后装入棕色 EP 管中。

（2）在显影暗室中，去除 PVDF 膜，沥干多余水分，放置在显影板上，用显影液覆盖 PVDF 膜条带，一般 200 μL/条带，注意显影液完全覆盖条带，避免气泡的产生。

（3）将显影板放置在显影仪中，进行显影，根据显影效果选取效果较好的图像 5～10 张，保存用于后续分析。

9. WB 实验常见问题及解决方案

（1）目标条带没信号（图 3‑2‑2）。显影后没有任何条带，通常有如下原因：样品中可能含有蛋白酶，使蛋白质分子降解；目标蛋白浓度过低；转膜时间太短使目标蛋白没有充分转移至膜上；转膜电极顺序搞反了；一抗特异性不佳，无法识别目标蛋白；一抗反复使用导致效价降低；洗脱过度导致目标蛋白被洗掉。可分别通过添加蛋白酶抑制剂、加大上样量或提高蛋白浓度、控制转膜时间、正确选择转膜电极连接、选用高品质抗体、避免一抗反复多次使用、有效控制洗脱时间和频率，建议 3 次 10 分钟来避免。

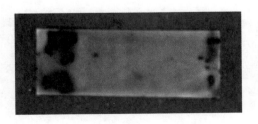

图 3‑2‑2　常见问题一：无信号

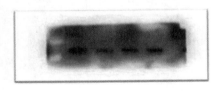

图 3‑2‑3　常见问题二：背景过高

（2）图片背景过高，分辨不出条带（图 3‑2‑3）。一抗浓度过高，导致抗体非特异性结合；洗膜时间和次数不够，导致没有洗干净；封闭物用量不足或封闭时间不够。可分别通过降低一抗浓度、提高洗脱时间和频率、提高封闭物浓度、封闭时封闭液完全浸没膜、延长封闭时间解决。

（3）目的条带以外区域有信号（图3-2-4）。如果呈片状，一般是封闭不完全，封闭液没有完全覆盖膜，膜变干，一抗非特异性杂交或二抗非特异性杂交导致。如果呈条纹状，一般是膜上有压痕导致。如果条带呈点状，一般是膜上有杂质，或者泡膜时没有完全浸泡，如果膜上有白点，可能是转膜时没有把气泡驱赶完全。

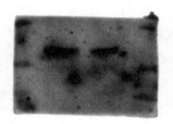
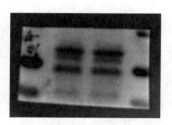

图3-2-4　常见问题三：非特异性信号　　　图3-2-5　常见问题四：有杂带

（4）有杂带（图3-2-5）。目的条带以外的信号条带为杂带，一般是一抗的特异性不好所致，如果目的带比杂带的信号强，可以通过降低一抗的稀释比例并缩短杂交时间解决；如果目的条带比杂带信号弱，在不降低一抗稀释比例前提下，缩短杂交时间。如果杂带与目的条带距离较远，直接裁剪条带即可；如果杂带与目的条带距离较近，应调整胶浓度，并延长电泳时间。

（5）条带大小不一（图3-2-6）。制胶时分离胶和浓缩胶混匀，制胶时避免气泡的产生。

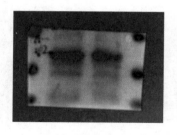
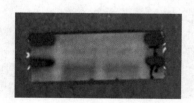

图3-2-6　常见问题五：条带大小不一　　　图3-2-7　常见问题六：目的条带较弱

（6）目的条带较弱（图3-2-7）。一抗效价较低，提高一抗的稀释比例，提高杂交时间，减少洗膜次数，提高曝光时间，提高上样量，优化转膜条件。

（7）最边缘条带弯曲（图3-2-8）。可能是由于电泳电流不均一导致，更换电泳槽，或者不使用最两边的泳道。

（8）条带呈微笑状（图3-2-9）。条带呈"微笑U"状或"倒微笑U"状，凝胶没有凝固好，不均一。需要重新配置凝胶。

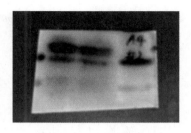

图3-2-8 常见问题七：边缘条带弯曲

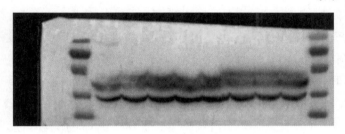

图3-2-9 常见问题八：微笑型条带

第三节 RNA 提取及 PCR 实验

一、前言

通常情况下，如果要找出在某种生理或病理过程（如细胞分化、肿瘤发生、药物诱导）中出现表达改变的基因，最初的有关基因表达变化的信息往往可以通过mRNA 水平的变化来获得，并开展进一步研究。不直接检测 DNA 是因为真核生物的基因含有大量的非编码区，称为内含子，真正编码蛋白的区段是被这些内含子隔开的，叫外显子。真核生物的 DNA 转录成为 RNA 之后，经过剪切和拼接，去掉这些非编码区，才形成成熟的 mRNA，由 mRNA 再翻译成蛋白质。另外，细胞或组织样本中的特定的 mRNA 片段一般水平很低，因此往往需要逆转录为 cDNA 后再通过聚合酶链式反应（PCR）进行扩增放大才能检测。近年来的研究热点聚焦于 circRNA、lncRNA、miRNA 等非编码 RNA 在各种生理或病理过程中的作用和机制，这些非编码 RNA 的检测方法其实和 mRNA 的检测方法相同。可以说，任何深入到分子层面的研究都需要应用到 RNA 提取及 PCR 实验,其作为最基础的细胞生物学技术应该被所有科研初学者掌握。

二、RNA 提取

1. RNA 的概念

RNA 是核酸的一种,是由核苷酸单元组成的长链分子,主要参与生物体内信息的传递。RNA 的全称为核糖核酸(Ribonucleic acid),其中"核糖"表示RNA 中的糖分子为核糖,而不是 DNA 中的脱氧核糖;"核酸"则表示 RNA 是由核苷酸单元组成的。

RNA 在生物体内有多种功能,其中最重要的是在蛋白质合成过程中扮演关键角色。具体来说,RNA 主要分为三种类型:mRNA(messenger RNA)、rRNA(ribosomal RNA)和 tRNA(transfer RNA)。

mRNA 是一种单链的 RNA 分子,它由 DNA 模板合成,携带着从 DNA 中转录出来的基因信息,将其带到核外,通过与核糖体的配合,使蛋白质得以合成。

rRNA 是由多种碱基序列的 RNA 分子组成的,与蛋白质结合形成核糖体,是核糖体的主要组成部分。

tRNA 是一种小的、折叠成三维结构的 RNA 分子,它的主要功能是将氨基酸转运到正在合成的多肽链上,参与翻译过程。

此外,还有许多其他类型的 RNA,如 siRNA(small interfering RNA)、miRNA(microRNA)和 lncRNA(long non-coding RNA)等,它们在基因表达调控、基因剪接和 RNA 编辑等方面发挥着重要作用。

总之,RNA 是一种重要的生物分子,扮演着多种不同的角色,在生命科学领域有着广泛的应用。

2. RNA 的组成与结构

RNA 是由核糖核苷酸单元经磷酸二酯键组成的单链分子,其组成和结构与DNA 类似,但在一些细节上存在差异。RNA 分子的主要组成部分是核糖核苷酸,一个核糖核苷酸分子由三个部分组成:磷酸基团、五碳糖(RNA 中为核糖)和碱基(图 3 - 3 - 1)。

RNA 分子的碱基与 DNA 分子中的碱基类似,分为腺嘌呤(A)、胞嘧啶(C)、鸟嘌呤(G)和尿嘧啶(U),其中尿嘧啶在 RNA 中代替了

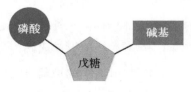

图 3 - 3 - 1 核糖核苷酸

DNA 中的胸腺嘧啶(T)。RNA 分子的碱基通过氢键(A‐U、C‐G)进行配对，形成了 RNA 分子的空间结构。

RNA 分子的结构比 DNA 分子更具多样性。除了单股 RNA(ssRNA)外，还存在双股 RNA(dsRNA)和部分双股 RNA(partial dsRNA)等结构。其中，部分双股 RNA 由两段相邻的单股 RNA 链通过碱基对互相配对形成，而非通过连续的双股链连接。

另外，RNA 分子的空间结构也比 DNA 分子更加复杂。RNA 分子可以通过碱基间的氢键、碱基与糖基之间的氢键、糖基与磷酸基之间的磷酸酯键以及各种化学键形成多种不同的结构，如单股线性结构、环状结构、铰链结构等。在这些结构中，最具代表性的是 tRNA 分子的倒"L"型结构和 rRNA 分子的三级结构。

总之，RNA 分子与 DNA 分子具有相似的组成，但在碱基成分和结构上存在一些差异。RNA 分子在结构上比 DNA 分子更为复杂，存在多种不同的结构形式，这些不同的结构决定了 RNA 在生物体内不同的功能。

3. RNA 的种类

存在多种类型的 RNA 分子，主要包括以下八种。

1) mRNA(messenger RNA)

mRNA 是一种编码 RNA，其作用是将 DNA 中的遗传信息转录为 RNA 分子，并将 RNA 分子传递到细胞质中，使其参与蛋白质合成。mRNA 的结构为单链 RNA，长度通常在数百到数千个核苷酸之间，每三个核苷酸形成一个密码子，每个密码子对应一个氨基酸。

2) tRNA(transfer RNA)

tRNA 是一种转移 RNA，其作用是将 mRNA 上的密码子与对应的氨基酸配对，参与蛋白质的合成。tRNA 的结构为单股 RNA，长度为 70～90 个核苷酸，具有一定的折叠结构，使其能够将氨基酸与 mRNA 上的密码子精确地匹配。

3) rRNA(ribosomal RNA)

rRNA 是一种核糖体 RNA，其作用是参与蛋白质的合成。rRNA 是一种结构较复杂的 RNA 分子，存在于核糖体中，是核糖体的主要组成部分，占据了核糖体的大部分质量。rRNA 分子的长度很长，通常在 1 500～5 000 个核苷酸之间。

4) snRNA(small nuclear RNA)

snRNA 是一种小核 RNA，其主要作用是参与剪接反应，即将转录后的原始 mRNA 分子中的内含子切除，形成成熟的 mRNA 分子。snRNA 的长度在

100～300 个核苷酸之间。

5) snoRNA(small nucleolar RNA)

snoRNA 是一种小核仁 RNA,其主要作用是参与核糖体 RNA 的修饰,如 $2'-O-$ 甲基化和伪尿苷修饰等。snoRNA 的长度在 60～300 个核苷酸之间。

6) miRNA(microRNA)

miRNA 是一种微小 RNA,其作用是参与基因表达调控,调节 mRNA 的翻译或降解。miRNA 的长度通常在 20～25 个核苷酸之间。

7) lncRNA(long non-coding RNA)

lncRNA 是一种长链非编码 RNA,其作用在很大程度上仍不清楚。lncRNA 的长度通常在 200 个核苷酸以上,存在多种结构类型,如环状、线性、铰链等。

8) circRNA(circular RNA)

circRNA 与传统的线性 RNA 不同,circRNA 分子呈封闭环状结构,不受 RNA 外切酶影响,表达更稳定,不易降解。在功能上,circRNA 分子富含 miRNA 结合位点,在细胞中起到 miRNA 海绵(miRNA sponge)的作用,进而解除 miRNA 对其靶基因的抑制作用,升高靶基因的表达水平;这一作用机制被称为竞争性内源 RNA(ceRNA)机制。另外,近几年研究指出 circRNA 能够编码多肽,还可与转录因子结合调控基因的转录。

总之,RNA 分子存在多种类型,每种 RNA 分子都具有不同的结构和功能,参与生物体内的各种生物过程。

4. RNA 的功能

RNA 参与了细胞的多种生物过程,具有多种不同的功能。以下是 RNA 的主要功能。

1) 蛋白质合成

mRNA 是将 DNA 上的基因信息转录为 RNA 分子的模板,然后将 RNA 分子传递到细胞质中,参与蛋白质的合成。tRNA 则将氨基酸与 mRNA 上的密码子精确地匹配,参与蛋白质的合成。rRNA 则是核糖体的主要组成部分,参与蛋白质的合成。

2) 基因表达调控

miRNA 参与基因表达调控,调节 mRNA 的翻译或降解,对多种细胞过程和疾病的发生和发展都具有重要的作用。

3) 剪接和 RNA 编辑

snRNA 参与剪接反应,将转录后的原始 mRNA 分子中的内含子切除,形成成熟的 mRNA 分子。snoRNA 参与核糖体 RNA 的修饰,如 $2'-O$ -甲基化和伪尿苷修饰等。此外,还存在一些 RNA 编辑机制,如腺苷酸脱氨酶(ADAR)将腺苷酸转化为肾上腺素或肌酸,从而改变 RNA 分子的序列和结构。

4）病毒防御

在机体受到病毒感染时,细胞会通过 RNA 干扰机制产生 RNA 干扰(RNAi)来保护自身。RNAi 是通过 miRNA 或 siRNA(small interfering RNA)等 RNA 分子介导的一种机制,可以识别并降解与 RNA 分子互补的病毒 RNA 分子,从而阻止病毒的复制和传播。

总之,RNA 分子的功能非常多样化,参与了细胞内的多种生物过程。RNA 分子的研究对于揭示细胞的生命活动机制以及疾病的发生和发展具有重要的意义。

5. RNA 提取方法的原理及步骤

1）异硫氰酸胍氯化铯超速离心法

原理：使用蛋白质变性剂异硫氰酸胍有效抑制 RNA 酶的活性,经过起始密度为 1.78 g/mL 的氯化铯介质,进行密度梯度超速离心,RNA 沉淀于管底,而DNA 与蛋白质在上清中。

步骤：

（1）细胞裂解。首先需要对含有目标 RNA 的细胞或组织进行裂解,使RNA 释放到溶液中。裂解使用异硫氰酸胍。

（2）RNA 的稳定。加入异硫氰酸胍(GuSCN)等物质稳定 RNA,防止其被降解。同时也加入 β-巯基乙醇等物质,以去除 RNA 酶并保持 RNA 的稳定性。

（3）RNA 的纯化。将氯化铯(CsCl)加入上一步得到的混合物中,形成一个密度梯度。在超速离心下,RNA 分子会沉降到梯度底部,从而实现纯化。由于异硫氰酸胍可以将 RNA 完全解开成单链,因此 RNA 在密度梯度中只会形成一个带电的单链 RNA 分子,使得 RNA 易于分离。

（4）RNA 的回收和溶解。用乙醇将沉淀的 RNA 分子回收。随后,用乙醇或等体积的异丙醇溶解 RNA,使其在溶液中更稳定并易于操作。RNA 的浓度可以通过分光光度法或琼脂糖凝胶电泳等方法测量。

2）盐酸胍-有机溶剂法

原理：适用于没有超速离心设备的情况下提取细胞总 RNA。利用胍盐抑制 RNA 酶,匀浆裂解细胞,有机溶剂抽提去除蛋白质,通过选择性沉淀 RNA 分子而去除 DNA。

步骤：

（1）细胞裂解。首先需要对含有目标 RNA 的细胞或组织利用盐酸胍进行裂解，使 RNA 释放到溶液中。

（2）RNA 的稳定。加入盐酸胍等物质稳定 RNA，防止其被降解。同时也加入 β-巯基乙醇等物质，以去除 RNA 酶并保持 RNA 的稳定性。

（3）RNA 的纯化。加入等体积的有机溶剂（如氯仿或氯仿/异戊酮混合物），形成一个两相体系。在高速离心下，RNA 分子会沉淀到有机相底部，从而实现纯化。

（4）RNA 的回收和溶解。用乙醇将沉淀的 RNA 分子回收。随后，用 DEPC（diethyl pyrocarbonate）水将沉淀的 RNA 进行溶解，使其在溶液中更稳定并易于操作。RNA 的浓度可以通过分光光度法或琼脂糖凝胶电泳等方法测量。

需要注意的是，盐酸胍-有机溶剂法提取的 RNA 质量可能会有所下降，因此适用于一些对 RNA 纯度要求不高的实验。如果需要提取高纯度的 RNA，需要考虑使用其他方法，如 Trizol 法或 RNAeasy Mini Kit。

3）氯化锂-尿素法

原理：用高浓度尿素变性蛋白并抑制 RNA 酶，用氯化锂选择沉淀 RNA，其特别适合于从大量样品中提取少量组织 RNA，具有快速简洁的优势，但也存在少量 DNA 的污染、RNA 得率不高以及小 RNA 片段丢失等缺陷。

步骤：

（1）对于大量组织或细胞，则每克组织或细胞加入 5～10 mL 氯化锂-尿素溶液，匀浆器高速匀浆 2 min。对于少量细胞（1×10^7 个细胞/mL），则每克组织或细胞加入 0.5 mL 氯化锂-尿素溶液手工匀浆，并转移至 EP 管中；

（2）匀浆液在 4℃放置 4 h 后，12 000 g 离心 30 min；

（3）取沉淀，加入原匀浆液 1/2 体积的氯化锂-尿素溶液，在 4℃放置 4 h 后，12 000 g 离心 30 min；

（4）沉淀用原匀浆液 1/2 体积的氯化锂-尿素溶液复溶后，加入等体积酚/氯仿/异戊醇在室温放置 15～30 min 并不时摇动混匀，4 000 g 离心 5 min；

（5）取上层水相，加 1/10 倍体积的 3M 乙酸钠（pH5.2）及 2 倍体积的乙醇，−20℃放置 1 h，5 000 g 离心；

（6）70％乙醇洗沉淀一次，真空干燥；

（7）加入一定体积 RNA 溶解液（如 DEPC 水）溶解得到 RNA 样本。

4) Trizol 法

原理：Trizol 中含有苯酚,其主要作用是裂解细胞,使细胞中的蛋白核酸复合物解聚并释放到溶液中。此外,Trizol 中还含有异硫氰酸胍等 RNase 抑制剂,可以在裂解细胞的同时保持 RNA 的完整性。Trizol 处理后样本再经氯仿处理离心,样品分为水相、中间相和有机相。RNA 存在于水相中,DNA 存在于中间相,蛋白存在于有机相。收集水相层后通过异丙醇沉淀可以获得全细胞 RNA(图 3 - 3 - 2)。

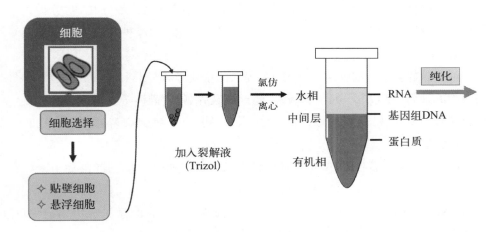

图 3 - 3 - 2　Trizol 法提取总 RNA 流程图

具体步骤：

(1) 样本为细胞则先去除培养基,样本为组织则先在研钵中加入液氮,磨成粉末,随后加入 1 mL Trizol,反复吹打至透明稀薄;

(2) 将上述含细胞的 Trizol 溶液移入 EP 管,静置 5 min;

(3) 加入 0.2 mL 氯仿,快速颠倒混匀 15 s,静置 3 min;

(4) 离心 12 000 g,15 min,4℃;

(5) 样品分为三层,小心吸取上清,宁少勿多;

(6) 按照 1∶1 比例加入异丙醇,颠倒混匀,静置 10 min;

(7) 离心 12 000 g,10 min,4℃;

(8) 弃上清,加入 1 mL 75% 乙醇洗涤沉淀,用指弹匀;

(9) 离心 7 500 g,5 min,4℃;

(10) 重复步骤(9)一次;

（11）尽可能吸弃上清，倒置在吸水纸上，干燥 5～10 min；

（12）加入适量（20～50 μL）DEPC 水溶解，测定浓度后保存在−80℃冰箱中。

6. RNA 提取过程中注意事项

RNA 提取是一项关键的实验步骤，以下是一些需要注意的事项：

避免污染：在 RNA 提取过程中要避免 RNA 污染，尽可能使用 RNase-free 材料和试剂。实验操作过程中应该严格戴好口罩、手套，同时使用 RNase 去除剂彻底清洗实验区域和仪器。

样品的处理：样品应该在收集后尽快进行 RNA 提取，最好在 30 分钟内。如果不能立即进行 RNA 提取，可以将样品储存在 RNA 保护剂中以防止 RNA 的降解。

细胞破碎方式：细胞破碎是 RNA 提取的重要步骤，不同的样品类型可以采用不同的细胞破碎方式，如机械破碎、超声波破碎、化学破碎等。需要注意的是，细胞破碎过程中要尽量避免 RNA 的降解，可以在细胞破碎缓冲液中加入 RNase 抑制剂等。

RNA 沉淀：沉淀 RNA 时要避免将 DNA、蛋白质等杂质一同沉淀下来，可以加入适量的乙醇或异丙醇来提高 RNA 的纯度。

RNA 溶解：使用 DEPC 水将 RNA 沉淀进行溶解；需保存在−80℃，避免反复冻融。

RNA 质量评估：提取 RNA 后需要对 RNA 进行质量评估，常用的方法包括琼脂糖凝胶电泳、比色法、分光光度法等。

7. RNA 浓度测定及纯度分析

RNA 浓度和纯度的测定是 RNA 提取过程中必不可少的步骤，以下是一些常用的方法：

（1）分光光度法：使用分光光度计测定 RNA 的吸光度，通过 RNA 的吸光度来计算 RNA 的浓度和纯度。RNA 的吸光度在 260 nm 处最大，A260/A280 比值是衡量蛋白质污染程度的指标，可以通过 A260/A280 比值来评估 RNA 的纯度，一般要求比值为 1.8∶1～2.1∶1，比值为 2.0 是高质量 RNA 的标志。

（2）琼脂糖凝胶电泳：将 RNA 样品加入琼脂糖凝胶中，通过电泳将 RNA 分离出来，并通过染色剂可视化 RNA 带。根据 RNA 带的强度和位置来评估 RNA 的浓度和纯度（电泳后 UV 下 28S rRNA 的量约是 18S rRNA 的 2 倍，说明 RNA 完整性较好）。

（3）比色法：使用 RNA 专用的比色试剂测定 RNA 的吸光度，通过吸光度来计算。

三、PCR 实验

1. PCR 简史

PCR 全称为聚合酶链式反应（Polymerase Chain Reaction），是一种基因扩增技术。PCR 技术于 1985 年由美国生物学家凯瑟琳·穆利斯和基思·穆利斯首次提出。该技术利用 DNA 聚合酶和 DNA 双链结构特性，在体外模拟 DNA 复制过程，通过反复迭代扩增目标 DNA 片段，从而实现 DNA 的快速复制。

2. 基本概念及原理

PCR 技术的基本原理是通过逐步扩增 DNA 目标序列。具体过程包括三个步骤：变性、退火和延伸。PCR 反应需要引物（primers）、DNA 聚合酶和反应缓冲液等重要组分。

引物：引物是一段具有互补性的 DNA 序列，用于在 PCR 反应中识别并扩增目标 DNA 的特定区域。在 PCR 反应中，两个引物分别与目标 DNA 序列的两端形成互补配对，同时 DNA 聚合酶沿着模板 DNA 链向引物方向合成新的 DNA 链。引物的设计需要考虑到目标 DNA 的长度、GC 含量和互补性等因素。

DNA 聚合酶：DNA 聚合酶是 PCR 反应的关键酶。在 PCR 反应中，DNA 聚合酶将引物与模板 DNA 配对，并在模板 DNA 链上合成新的 DNA 链。常用的 DNA 聚合酶包括 Taq 聚合酶、Pfu 聚合酶和 Phusion 聚合酶等。

反应缓冲液：PCR 反应缓冲液包括一些重要的化学试剂，如 Tris - HCl 缓冲液、$MgCl_2$、dNTPs 和 Tween 20 等。这些化学试剂能够维持 PCR 反应的 pH 值、提供反应所需的离子、提供 dNTPs 原料等。

3. PCR 类型

PCR 的类型主要根据引物的设计和 PCR 反应的不同步骤而分类：

（1）标准 PCR（常规 PCR）：标准 PCR 是 PCR 的最基本类型，通常用于扩增小片段 DNA。PCR 反应分为三个步骤：变性、退火和延伸。

（2）逆转录 PCR（RT - PCR）：逆转录 PCR 是利用逆转录酶将 RNA 转录成 cDNA（反转录 DNA）的 PCR 方法，可以扩增 RNA 序列。

（3）实时荧光定量 PCR（Quantitative Real-time PCR，qRT - PCR）：实时荧光定量 PCR 是一种定量 PCR 方法，可以在 PCR 反应中实时监测 PCR 产物

的累积,从而确定反应的阈值周期数和产物的相对量。

(4) 数字 PCR(ddPCR):数字 PCR 是一种极为敏感的 PCR 方法,可以对 PCR 反应中的 DNA 分子进行计数,从而精确测定 DNA 的浓度。

(5) 长 PCR(Long PCR):长 PCR 是一种能够扩增长 DNA 序列的 PCR 方法,通常用于扩增数千到数万个碱基对的 DNA 片段。

4. PCR 反应流程

PCR 反应通常包括三个步骤:变性、退火和延伸。

(1) 变性:PCR 反应开始时,将 DNA 模板加入 PCR 管中,加入变性试剂使 DNA 双链解开成两个单链。变性试剂一般是高温和/或高盐的缓冲液,能够破坏 DNA 双链间的氢键,使双链 DNA 变成单链。

(2) 退火:PCR 引物在这一步会与 DNA 模板上的两个单链上特定序列进行互补结合。退火的温度和时间要根据引物的长度和碱基组成进行优化。

(3) 延伸:在这一步中,PCR 反应体系中的 DNA 聚合酶沿着 DNA 模板进行延伸,生成新的 DNA 链。延伸温度和时间也需要根据引物的长度和碱基组成进行优化。在 PCR 反应的后几个循环中,复性的 DNA 链会被作为新的模板,进行新的变性、退火和延伸步骤,使 DNA 产物不断增加。PCR 反应可以进行数十个循环,产生大量的 PCR 产物。

5. PCR 产物检测

PCR 产物的检测方法有多种,包括凝胶电泳、比色法、荧光染料法、荧光探针法、DNA 芯片技术等。其中,凝胶电泳是最常用的 PCR 产物检测方法之一。

凝胶电泳可以将 PCR 反应体系中扩增得到的 DNA 片段分离出来,并通过染色剂(如溴化乙锭、GelRed 或 GelGreen 等)染色后在紫外光下观察。由于 PCR 反应产物的大小不同,所以在凝胶电泳中可以看到不同大小的 DNA 片段呈现出不同的条带。通过比较 PCR 反应产物和 DNA 分子量标准,可以确定 PCR 反应产物的大小。

荧光染料法和荧光探针法是精确定量 PCR 产物的常用方法。荧光染料法即使用荧光染料 SYBR Green I,SYBR 可以特异性结合到双链 DNA 上,当体系中的模板被扩增时,SYBR 可以有效结合到新合成的双链上面,随着 PCR 进行,结合的 SYBR 染料越来越多,被仪器检测到的荧光信号越来越强,从而达到定量的目的。

荧光探针法则是在 PCR 扩增时,在加入一对引物的同时加入一个特异性的荧光探针,该探针为一寡核苷酸,两端分别标记一个报告荧光基团和一个淬灭荧光基团。探针完整时，报告荧光基团发射的荧光信号被淬灭荧光基团吸收。PCR 刚开始时，探针结合在 DNA 任意一条单链上，PCR 扩增时，Taq 酶的 5′端-3′端外切酶活性将探针酶切降解，使报告荧光基团和淬灭荧光基团分离，从而仪器检测到荧光信号的变化。

6. 常见问题分析

PCR 反应中常见的问题包括：非特异性扩增、重复序列扩增、降低扩增效率、假阳性、假阴性等。这些问题可能会导致 PCR 产物不准确或无法得到，因此需要及时诊断和解决。

对于非特异性扩增，可以通过优化引物设计、调节 PCR 反应体系中的镁离子浓度、PCR 循环条件等方法来解决。对于重复序列扩增，可以通过设计特异性引物或者使用荧光探针等方法来区分目标序列和重复序列。

降低扩增效率可能是由于反应体系中的 DNA 浓度过高或过低，引物浓度不足，PCR 循环条件不正确等原因造成的，可以通过调节反应体系中的成分浓度和 PCR 循环条件来解决。

假阳性和假阴性通常是由于实验条件不稳定、样品污染、反应体系中的抑制物等原因导致的，可以通过增加 PCR 循环次数、加强实验条件控制、增加 PCR 反应体系中的热稳定酶浓度、优化 RNA/DNA 提取等方法来解决。

7. PCR 技术应用领域

（1）研究：基因克隆、DNA 测序、分析突变；

（2）诊断：细菌、病毒、寄生虫检测，诊断人类基因组工程，遗传图谱的构建，DNA 测序，表达图谱；

（3）法医：犯罪现场标本分析；

（4）肿瘤：各种肿瘤的诊断、监测和预后评估。

四、总结

现如今，PCR 已成为最基础的分子生物学实验之一，从 mRNA 含量分析、DNA 微量分析到基因克隆、基因体外突变等都能见到 PCR 技术的身影。虽然其原理相对简单，但是在不同实验条件下，PCR 各条件和参数的选择十分复杂，有时可能退火温度的几摄氏度差异，就能决定实验的成败与否。因此，本章节对 RNA 提取部分讲解较详细，却并未对 PCR 实验进行深入地讲解，任何初学者想要进行各类 PCR 实验时，应认真仔细地阅读相关试剂说明书，摸清 PCR 反应条件和体系配置,有条件的话,可以请经验丰富的前辈在旁指导。

第四节 临床统计之 SPSS 软件入门

一、前言

临床统计是用于探索临床现象的数量特征的重要工具,它是运用数理统计的原理和方法,结合医学实际,研究临床的实验设计和数据处理。临床统计对研究设计、资料的收集、整理、分析以及预测等方面提供了有效的手段。虽然在纯临床诊疗工作中较少应用统计学模型去推断,但是统计学在临床研究中有广泛的应用,且统计学思想是指导临床研究科学进行的必要根据。伴随着计算机技术的快速发展,大量的统计学软件被开发并应用,例如 SPSS、GraphPad Prism、Origin、Stata 等。作为帮助研究者进行快速统计分析的工具,这些统计学软件将原本重复的数学统计过程转化为计算机程序,并通过友好的人机界面展现给操作者,因此若能够熟练地运用这些统计学软件,无疑会对临床研究的开展和推进带来极大的助力。本章节内容是后续学习 SPSS 进阶篇的基础,如果已有SPSS 使用经验的读者可以跳过本章节,但仍然建议阅读,帮助自身查漏补缺。

二、临床研究常用统计学软件

1. Excel

Microsoft Excel 是 Microsoft 为使用 Windows 和 Mac OS 操作系统的电脑编写的一款电子表格软件。Excel 是日常办公中的常用软件,凡是接触过计算机信息技术的人对其应该都不陌生,然而功能强大的 Excel 在临床研究中也有相当多的应用,包括临床数据的收集、筛选、整理、查询等,是临床数据被许多统计学软件分析前所需要经过的格式。事实上,通过 Excel 自带的数学函数即可以完成绝大部分基础的统计学分析,比如 t 检验与方差分析,以及插入直方图、饼图等统计图表的功能,可以帮助研究者对临床数据的整体情况有直观的认识。

2. SPSS

SPSS(Statistical Product Service Solutions),"统计产品与服务解决方案"软件。SPSS 为 IBM 公司推出的一系列用于统计学分析运算、数据挖掘、预测分析和决策支持任务的软件产品及相关服务的总称,有 Windows 和 Mac OS 等版本。SPSS 功能强大、兼容性好、扩展性强,更重要的是其操作简便,没有编程基础的研究者也能很快上手,从而快速地开展临床研究,因此本章节将 SPSS 作为重点讲解的统计学软件进行介绍。

3. Origin

Origin 是由 OriginLab 公司开发的一个科学绘图、数据分析软件,支持在 Microsoft Windows 下运行。Origin 支持各种各样的 2D/3D 图形。Origin 中的数据分析功能包括统计,信号处理,曲线拟合以及峰值分析。对初学者而言,该软件操作简单、应用范围广,适用于科学论文和学术论文等的图形绘制和图表分析。

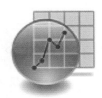

4. GraphPad Prism

GraphPad Prism 由 GraphPad Software 公司推出,是一款数据处理与图形绘制软件。它支持使用 t 检验、单因素方差分析、列联表、生存分析、逻辑回归模型等概率模型进行实验室研究和临床试验测试。它的图形绘制功能非常出色,有较多可供选择的图表类型,并可直接对图表进行注释和调整。另外,GraphPad Prism 在生成估计值后带有结果解释分析页面,易于理解且用户友好,但技术细节较少,因此需要使用者有一定的统计学理论基础。

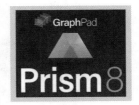

5. SAS

SAS(全称 STATISTICAL ANALYSIS SYSTEM)是由美国北卡罗来纳州立大学 1966 年开发的统计分析软件。SAS 是一个模块化、集成化的大型应用软件系统,功能强大,包括数据访问、数据储存管理、应用开发、图形处理、数据分析、报告编制、运筹学方法、计量经济学预测等。SAS 较易上手,结果专业,认可度高,但是无法使用语法创建精美的图形。

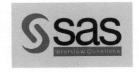

6. R 语言

R 语言由奥克兰大学的 Ross Ihaka 和 Robert Gentleman 在 20 世纪 90 年代初开发。它源于 20 世纪 70 年代 John Chambers 在贝尔实验室带头开发的 S 语言。R 是一种解释

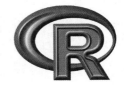

型语言,能够很好地进行数据处理、数据分析、数据可视化,还可以实现部分机器学习算法。R 语言非常灵活,如果你不满意现有的 R 包,完全可以重写一个包,使它按照你的想法去做。目前 R 拥有 10 000 多个软件包,许许多多的数据科学家、生物信息学家、医学研究人员等都是其使用者和开发者,涵盖从癌症研究、临床分析、分子生物学、系统发育到荟萃分析的广泛学科。R 语言免费开源、功能强大、绘图精美,但是对于没有编程基础的研究者上手难度较大,需要一定的学习积累。本书将在"R 语言入门"一章中对其进行简要讲解。

三、SPSS 的基础理论与操作

1. 窗口及其功能

下载并安装完成 SPSS 后,鼠标左键双击 SPSS 软件图标打开,成功启动后首先弹出的是打开预设文件的窗口,若有整理好的 xsl、sav 等格式的文件可以直接打开,否则关闭即可(图 3 - 4 - 1)。

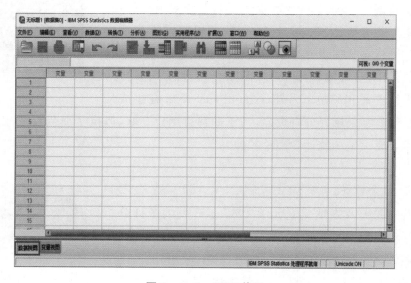

图 3 - 4 - 1　SPSS 首页

SPSS 有多种不同类型的窗口,它们的功能也各不相同,包括数据编辑窗口、结果输出窗口、命令语句窗口和脚本编辑窗口等,熟练使用这些窗口是学习 SPSS 的基础。

(1)数据编辑窗口:包括刚打开 SPSS 即能看到的数据视图,是一个可以向下和向右扩展的二维表格,用于查看、录入和修改数据(注意左下角视图选项应设为数据视图)(图3-4-2);标题栏,用于显示当前的文件名;主菜单栏,是操作SPSS行使各类功能的主要途径;快捷菜单栏,供快速进行打开文件、撤销、查找、拆分等常用操作。

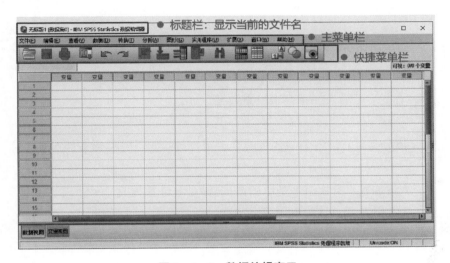

图3-4-2 数据编辑窗口

变量视图(图3-4-3),可以输入和修改变量的定义(注意左下角视图选项应设为变量视图)。

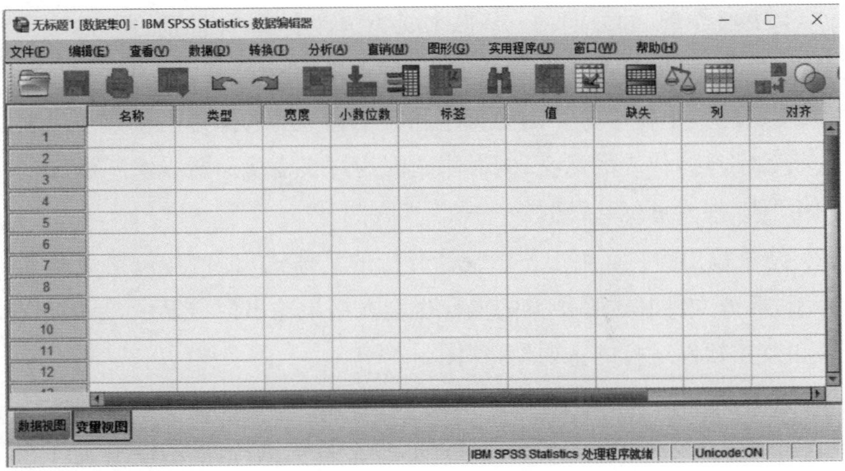

图3-4-3 变量视图

快捷菜单栏各图标含义

打开数据文档：最近使用的数据文档。

撤销用户操作：向前撤销一步。

重做用户操作：不小心撤销一步操作，可以再恢复。

查找：可输入关键字来检索数据。

拆分文件：是将某一变量的全子集，分成若干子集，做亚组分析。

个案加权：当数据不是原始数据，而是统计数据时。

选择个案：将某一变量的部分子集根据条件选择出来做亚组分析。

值标签：将变量的标签和值互换。

　　测量类型有标度、有序和名义三种，标度为数值型变量，如身高、体重、年龄等，有序为等级变量，如分期、分级等，名义为定性变量，如性别、地区等。通过变量视图点击"测量"即可改变测量类型，另外点击"类型"可以改变具体的变量类型，如数字、日期、字符串等。因为有序和名义类型的数据常用整数来代表，为了赋予这些数字具体代表的意义，同时防止因为过多变量而造成遗忘，可以点击变量视图中"值"来添加标签（图3-4-4）。

　　（2）结果输出窗口：用于显示统计分析的具体输出内容，包括文本、统计表和统计图，拆分文件和选择个案的操作也会在结果输出窗口显示，是用户获取统计结果和监控软件运行的重要窗口（图3-4-5）。

　　（3）命令语句窗口：通过单击"文件"→"新建"→"语法"打开。编写好命令语句后，可以单击菜单栏上的"运行"按钮，提交系统执行，显示输出窗口，得到分析结果。

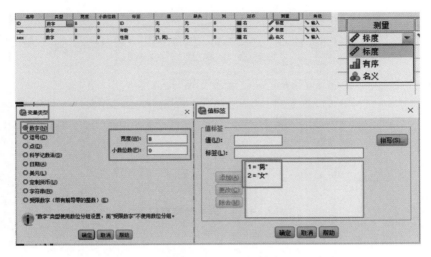

图 3-4-4 SPSS 中的测量、变量类型及值标签

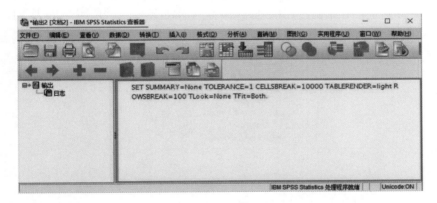

图 3-4-5 结果输出窗口

(4) 脚本编辑窗口：提供了 SPSS 内置语言 SaxBasic 的编程环境，其不仅可以开发 SPSS 的快捷功能或插件，还可以编写自动化数据处理的程序。通过单击"文件"→"打开"→"脚本"打开(图 3-4-6)。

2. 数据文件创建、保存与打开

(1) 数据文件创建：通过单击"文件"→"新建"→"数据"创建。

(2) 数据文件保存：通过单击"文件"→"保存/另存为"进行保存，也可以通过快捷菜单栏的"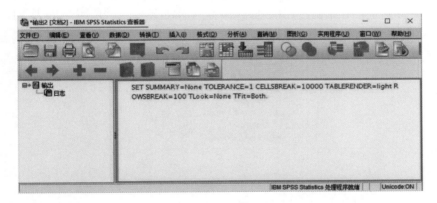"进行保存，通常以 sav 格式进行保存。

(3) 数据文件打开：通过单击"文件"→"打开"→"数据"打开数据文件，也可以通过快捷菜单栏的""进行打开。

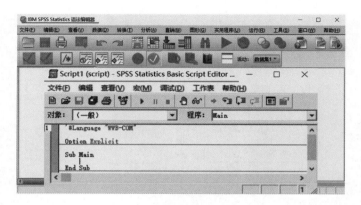

图 3-4-6　脚本编辑窗口

3. 计算变量（图 3-4-7）

通过单击"转换"→"计算变量"打开计算变量对话框。首先输入目标变量名称，如要计算中性粒细胞淋巴细胞比（简称 NLR），即输入"NLR"。因为 NLR 为中性粒细胞数与淋巴细胞数的比值，所以还需要提前录入中性粒细胞与淋巴细

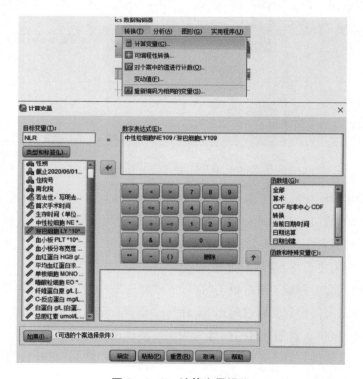

图 3-4-7　计算变量操作

胞数的数据。接着将录入的"中性粒细胞数"和"淋巴细胞数"通过单击"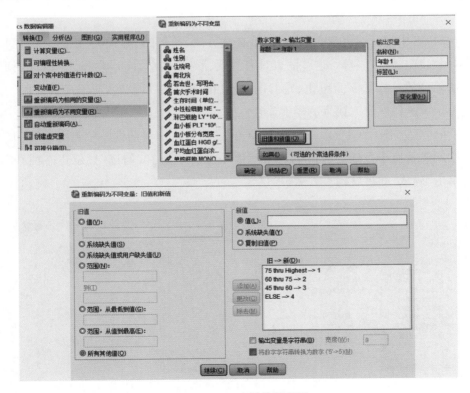"添加到右侧的"数学表达式"中,在"中性粒细胞数"和"淋巴细胞数"之间添加"/",最后单击"确定"输出计算变量。

4. 重新编码为不同变量(图3-4-8)

重新编码为不同变量的作用是将数值变量转换为有序变量,如把年龄变量转化成有序变量,转换为以下几组:小于45,45至60,60至75,75及以上。通过单击"转换"→"重新编码为不同变量"打开。将要转换的变量(如"年龄")通过"👉"添加到"数字变量→输出变量",在"输出变量"的"名称"处输入输出后变量的名称(如"年龄1"),并单击下方"变化量"。随后单击"旧值和新值",添加有序变量的范围规定,如若年龄≥75岁为1,则单击"范围,从值到最高",下方输入"75",右侧新值的"值"中输入"1",单击"添加";若年龄≥60岁,<75岁为2,则单击"范围",下方两格中分别输入"60"到"75",右侧新值的"值"中输入"2",单击"添加"。以此类推,需要注意的是范围规划遵循着占位原则,即若一个值已首先被划入到一个区间

图3-4-8　变量的重编码

中,就算其满足后添加区间的条件,该值也不会被划入后添加的区间中去。最后单击"继续"→"确定"即可输出转换后的变量,在"变量视图"赋予其对应的"值"。

5. 拆分文件

拆分文件是一种很常见的操作,比如一个数据集有年龄≥75,60~75,45~60,<45人群的相关信息,想要分别检验四个年龄段的性别之间有没有差异。可以将数据集中的年龄≥75,60~75,45~60,<45数据分别筛选出来,分别做四次操作,而如果使用SPSS的拆分文件,将一个数据集拆成四块,就只需要做一次分析。通过单击"数据"→"拆分文件"或者快捷菜单栏的" ▦ "即可进行拆分,若将获得的变量"年龄1"进行拆分,则单击"年龄1"→" → "添加到"分组依据",勾选"按组织来输出",单击"确定"完成拆分,后续进行任何的分析都会对拆分后的四个数据集分别进行统计。如果要撤销拆分命令,再次单击"数据"→"拆分文件"或者快捷菜单栏的" ▦ ",勾选"分析所有个案,不创建组",单击"确定"完成撤销拆分。

6. 统计图表

SPSS中统计图表包含多种类型,有直方图、条形图、箱式图、饼图、折线图、半对数线图、统计表等。这些图表具有直观、形象、生动、具体等特点。统计图可以使复杂的统计数字简单化、通俗化、形象化,使人一目了然,便于理解和比较,是用于展示科学研究成果的重要途径。

(1)直方图(图3-4-9):通过单击"图形"→"旧对话框"→"直方图"打开,如绘制患者血小板数的直方图,单击"血小板"→" → ",勾选"显示正态曲线",再单击"确认"即可获得直方图。

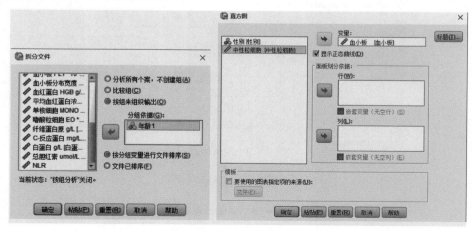

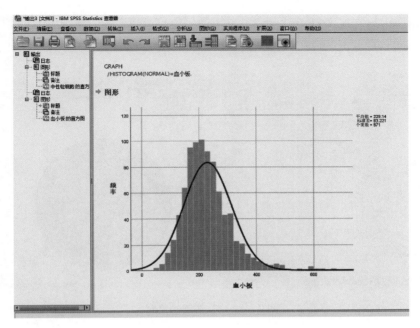

图 3 - 4 - 9　直方图的绘制

（2）条形图（图 3 - 4 - 10）：通过单击"图形"→"旧对话框"→"条形图"打开，如分析不同性别中血小板数的差异，点击"简单"→"个案组摘要"→"定义"，变量"血小板"点击" ➡ "添加到"变量"，"性别"添加到"类别轴"，单击"确定"得到条形图。

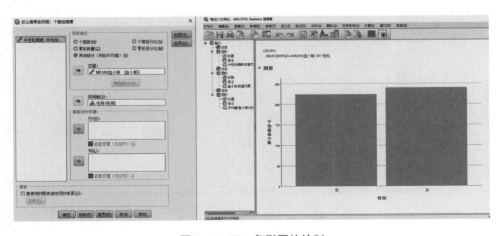

图 3 - 4 - 10　条形图的绘制

（3）饼图（图 3 - 4 - 11）：通过单击"图形"→"旧对话框"→"饼图"打开，如分析数据库中男女比例,首先单击"个案组摘要"→"定义",将"性别"添加到"分区定义依据",再点击"确定"即可获得饼图。

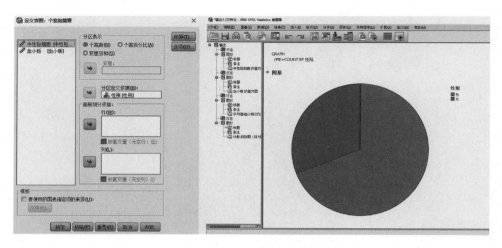

图 3 - 4 - 11　饼图的绘制

（4）箱式图（图 3 - 4 - 12）：通过单击"图形"→"旧对话框"→"箱图"打开,如绘制血小板数在不同性别中的箱式图,选择"简单"和"个案组摘要",点击"定义"继续,单击"血小板"→" "添加到"变量",将"性别"添加到"类别轴",点击"确定"获得箱式图。

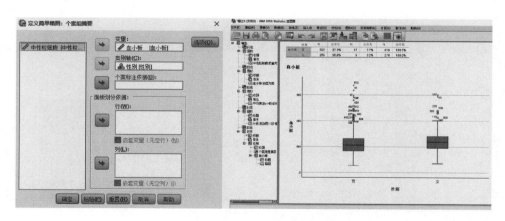

图 3 - 4 - 12　箱式图的绘制

（5）折线图（图 3 - 4 - 13）：通过单击"图形"→"旧对话框"→"折线图"打开,如绘制中性粒细胞数在不同肿瘤位置中的折线图,选择"简单"和"个案组摘要",

点击"定义"继续,将"中性粒细胞"添加到"变量",将"肿瘤位置"添加到"类别轴",点击"确定"获得折线图。

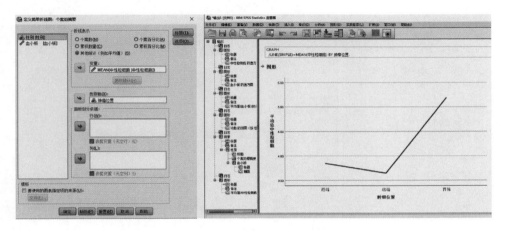

图 3-4-13　折线图的绘制

7. 统计描述

描述统计是通过图表或数学方法,对数据资料进行整理、分析,并对数据的分布状态、数字特征和随机变量之间关系进行估计和描述的方法。SPSS 中对于定量资料,若其符合正态分布,则通过均值±标准差描述,若其不符合正态分布,则通过中位数描述;对于定性资料,则通过频数、百分比等进行描述。

定量资料统计描述通过单击"分析"→"描述统计"→"描述"打开,如对变量中性粒细胞数、血小板数进行统计描述,将"中性粒细胞""血小板"添加到"变量",点击"选项"选择"平均值""标准差""最小值""方差""最大值""范围""峰度""偏度",点击"继续"→"确定"即可获得统计描述结果(图 3-4-14)。

定量资料探索通过"分析"→"描述统计"→"探索"打开,如对变量中性粒细胞数、血小板数进行统计描述,将"中性粒细胞""血小板"添加到"因变量列表",点击"统计"选择"描述"并"继续",点击"图"选择"含检验的正态图",点击"继续"→"确定"即可获得探索结果(图 3-4-15)。

定性资料描述频率通过"分析"→"描述统计"→"频率"打开,如对性别和肿瘤位置进行描述统计,将"性别""肿瘤位置"添加到"变量",点击"图表"选择"饼图",点击"继续"→"确定"即可获得频率(图 3-4-16)。

定性资料交叉表通过"分析"→"描述统计"→"交叉表"打开,如对不同性别

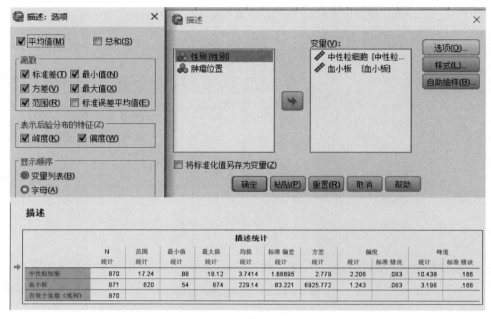

图 3 - 4 - 14　定量资料统计描述

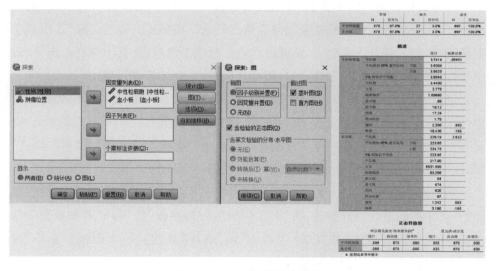

图 3 - 4 - 15　定量资料探索

的肿瘤位置进行描述统计,将"性别"添加到"行","肿瘤位置"添加到"列",点击"统计"选择"卡方"并"继续",点击"单元格"选择"行"和"列"并"继续",点击"确定"即可获得交叉表分析结果(图 3 - 4 - 17)。

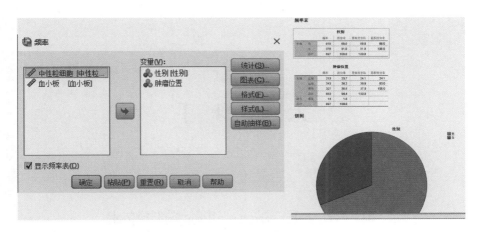

图 3-4-16　定性资料统计描述

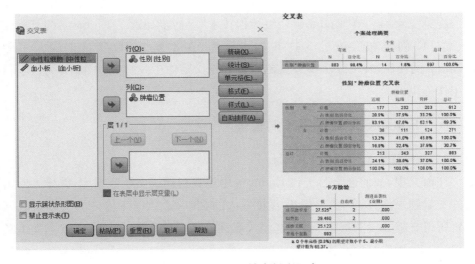

图 3-4-17　定性资料交叉表

四、总结

读者通过本章节的学习可以掌握到 SPSS 软件的基础操作,已经能够对手中的临床数据进行描述统计,筛选有价值的指标。目前市面上统计学软件很多,然而选择一款适合自己的统计学软件对于新手而言颇为困难,SPSS 作为一款经典的统计学软件,已经历数十年的修正、更新与扩展,在程序稳定可靠的基础上,操作简便,易于上手,同时功能强大,可以完成绝大部分统计分析。因此推荐科研新手优先熟悉掌握 SPSS,再根据自己具体的需求去寻找更高阶的统计学软件。

| 第四章 |

大 展 身 手

第一节　Endnote 进阶操作技术

在第三章第一节"Endnote 初级操作技术"中初步探索了 Endnote 的下载安装、文献库创建和文献导入这些初步技能，在本章节中，要真正深入了解 Endnote 的使用，让 Endnote 在文献管理和论文写作中发挥关键作用，为医学科研工作提供助力。

一、Endnote 文献数据库的管理

1. 如何将文献下载到 Endnote

在前文中，我们已学习了在 Endnote 中建立自己的文献数据库，并导入所需要的文献题录信息，但除了 PDF 直接导入的文献外，数据库导入的文献及联网搜索所得文献并没有提供文献的全文，那么就需要检索者自行将文献全文下载到 Endnote 中进行同步阅读。

Endnote 的全文下载操作并不复杂，但文献的下载有一定的条件和限制。全文下载需在网络连接良好的条件下进行，要求文献至少提供 DOI、PubMed 链接、全文链接信息之一，且每次下载文献数量不得超过 1 000 条。下载后的全文为 PDF 文件，保存在分页窗口的 PDF 页面中，可根据需要在 Endnote 中直接阅读，或在本地 PDF 阅读器中打开阅读。

全文下载的具体方法主要有以下两种。

（1）选中待全文下载的文献条目——在菜单栏 References 选项中选择 Find Full Text——Find Full Text，即可开始下载（图 4 - 1 - 1）。

（2）另一种更简便的方式，则是直接右击选择的文献条目——选择 Find

Full Text，即可开始下载。

在 Endnote 中，还提供了第三种全文下载方式，通过菜单栏快捷键直接进行下载（见图 4-1-2 菜单栏红色框线所示图标）。

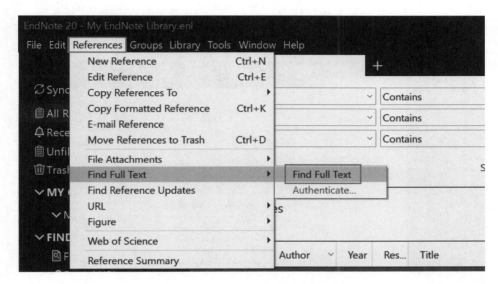

图 4-1-1　文献全文下载方法

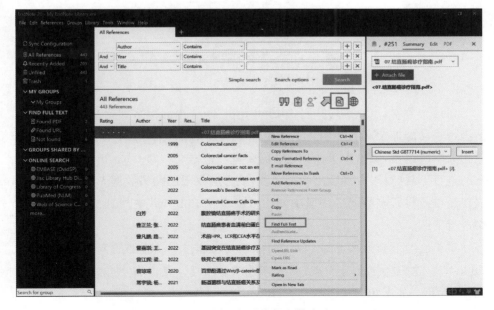

图 4-1-2　文献全文下载方法

但该方法进行全文下载并不总是成功的，下载结果除"Found PDF"外，还会出现"Found URL"或"Not found"的情况，如下图左侧框区域所示。对于这些未能添加全文的文献，则需要根据第二节的方法进行手动添加。而已经完成全文下载的文献则会显示回形针标志，即可在右侧区域位置点击阅读（图 4 - 1 - 3）。

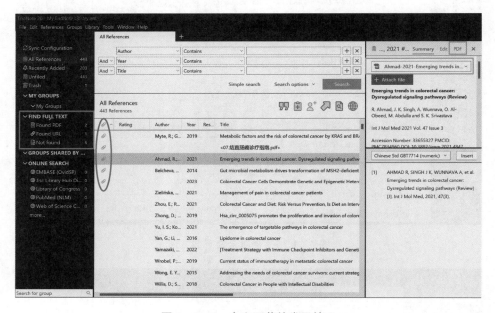

图 4 - 1 - 3　全文下载的常见情况

2. 如何将全文添加到 Endnote

在这一节中，重点探讨在直接 Find Full Text 未能检索到全文的情况下，如何进行手动添加全文的操作。手动添加全文即是将文献的 PDF 全文与题录信息相关联的过程，文献 PDF 的下载，需要直接根据文章的 URL 链接进入出版社官网进行下载（对于大多数出版社来说，该方法仅限已购买数据库的 IP 使用，建议在高校或科研院所网络环境中使用），或者在 PubMed 中找到文章的 PDF 全文进行下载。

对于已经下载到本地的 PDF 文件，就可以通过手动添加的方式将全文加入 Endnote。这一操作十分简单，只需单击文献信息，点击右上角 Summary——Attach file，或 Edit——File Attachments——Attach file，或 PDF——Attach file 选项，在弹出选框中选择对应全文 PDF 文件——打开即可（图 4 - 1 - 4）。

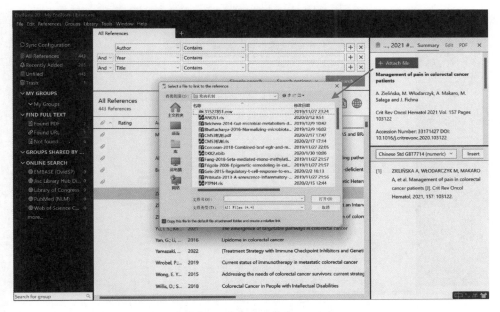

图 4-1-4　手动添加全文

3. 如何对内容进行排序和分类

刚刚导入 Endnote 的文献题录信息是杂乱无章的，需要根据文献字段进行排序，根据文献内容进行分类归档，让 Endnote 真正发挥出文献管理的功能。

Endnote 默认的显示字段包含 file Attachment、Rating、Author、Year、Research notes、Title、Journal、Last Updated 等，如图 4-1-5 所示。如果只想对某一字段顺序进行排序，则只需单击该字段，Endnote 会自动按升序或降序对该字段进行排序。如果检索人员所需的排序字段不在默认字段内，还可以在这一行单击鼠标右键展开所有可显示字段，并根据自己的需求对显示的字段进行调整。

如对于排序有较高要求，比如需要对多个字段进行同时排序，则需要选择 Library——Sort Library 展开 Sort Options 选项卡，并根据页面提示设定排序策略——点击 OK，从而实现高级的排序功能（图 4-1-6）。

而文献的分类则需要检索人员根据自身需求进行手动设置分组并将相应文献纳入分组，或者建立智能分组对文献进行归纳。对于手动设置分组，只需要在群组窗口中右击 MY GROUPS——Create Group 即可。待分组建立后，可以直接选中相关文献，左键拖拽至左侧目标分组中即可。如果该文献数据库纳入文

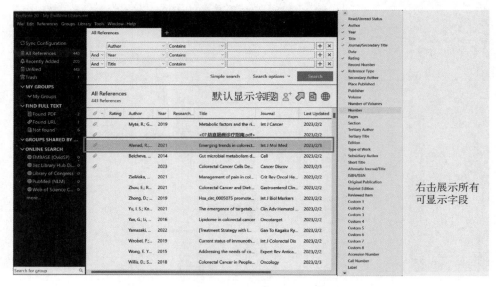

图 4-1-5　显示字段与内容排序

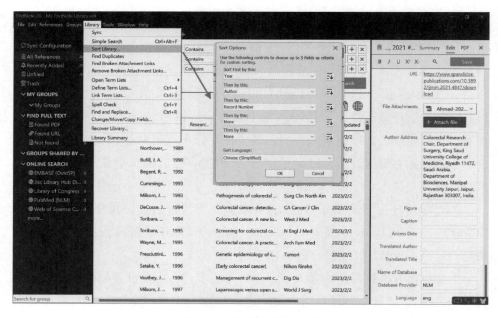

图 4-1-6　高级排序功能

献量较大,且属于不同领域,则建议选择 Create Group Set,在不同的 Group Set 下再进行分组,形成二级树状结构,便于文献归纳和阅读(图 4-1-7)。

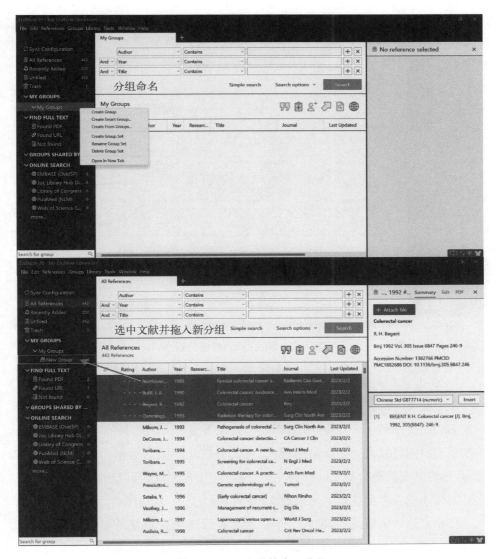

图 4-1-7　文献的人工分组

　　而对于文献的智能分组,则是根据设定好的检索策略,对文献进行自动整合和归类。具体操作方法也很简单,只需右击 My Groups——选择 Create Smart Group,在弹出的选项框中对分组进行命名,并根据所需字段设置检索策略,最后点击 Create 即可。如图 4-1-8,将与流行病学相关的文献整合为"结直肠癌流行病学"组(此处采取模糊检索策略,将关键词设置为 epidemi,可以将 epidemic,epidemiology 等均检索到)。

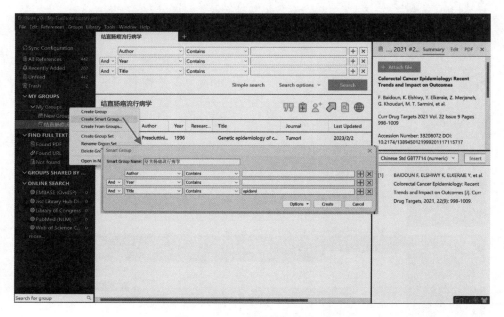

图 4-1-8　文献的智能分组

4. 当出现重复条目时如何处理(图 4-1-9)

介绍完 Endnote 在文献排序、分类中的应用及其具体操作办法后,接下来谈一谈 Endnote 中的一个常见问题,即如何去除重复值。虽然看似只是个小问题,但重复值的问题常常为写作带来困扰,尤其是在从不同的数据库中检索相同的内容,并将其全部整合到 Endnote 中时,常常会出现大量的重复的文献信息。那么要如何才能去除这些重复出现的文献条目呢?

想要去除重复值,最基础的一个步骤就是设定判断重复条目的条件。一般来说,认为作者、年份、标题相同的文献就是重复的文献,其他条目作为次要判断标准。那么,可以在菜单栏选择 Edit——Preferences,打开偏好设置窗口,在该窗口中点击 Duplicates,勾选作者、年份、标题三项,并选择 Ignore spacing and punctuation,增加筛选的容错率,最后点击确定,即完成了重复值判断的设定。

完成设置,接下来就可以正式开始重复值的筛选过程。只需选中需要去重

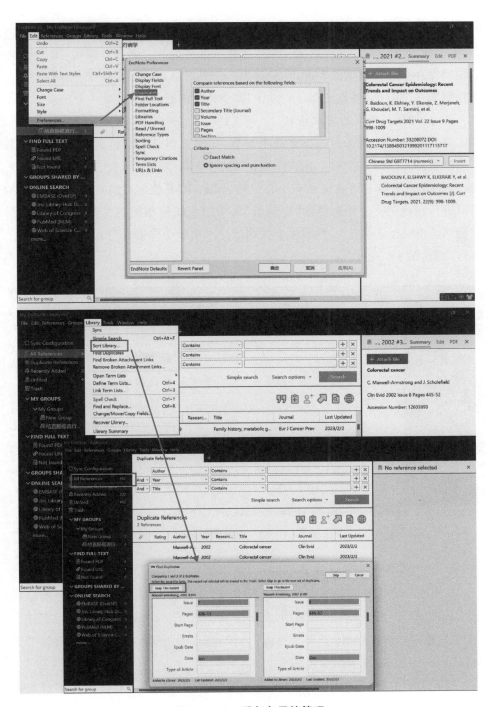

图4-1-9　重复条目的管理

的文献集(一般直接选择左侧的 All References 选项),单击菜单栏 Library——选择 Find Duplicates,即可自动开始按上述标准对重复数据进行筛选,筛选得到的结果保存在左侧新增的 Duplicate References 中。在弹出窗口中,可以自行判断保留哪一个数据,并点击 Keep This Record 保留记录,删除另一个记录。

5. 如何找到需要的文献条目

寻找需要的文献条目的操作并不复杂,在前文中已经有所提及。在已经导入文献数据库的所有文献中找到所需的文献,单靠标题进行人工的筛选费时费力,且很可能使得关键信息被不小心忽略,因此,需要依靠文献检索窗口对文献条目进行精确定位。如想搜索"王锡山"关于结直肠癌相关的文献,则在文献检索窗口 Author 一栏输入,系统就会找到已导入文献中作者部分包含"王锡山"的所有文献(图 4-1-10)。

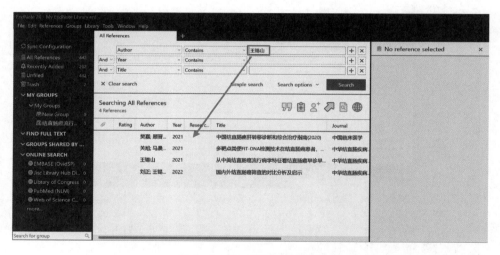

图 4-1-10 文献内容检索

6. 如何根据个人偏好对 Endnote 进行设置

在刚刚对于去除重复值条件的设置中,已经初步接触了 Endnote 中的系统设置,即 Edit——Preferences 选项,在这里可以对 Endnote 的展示形式、字体大小、全文检索来源、存储位置等等方面进行调整。接下来将探讨,如何根据个人偏好对 Endnote 整体界面做出调整。

在 Endnote 中,虽然四个窗口版块不可更改,但其大小、具体内容都可以根据个人喜好的不同进行调整。如在群组窗口,可以自行定义文献所在组和组名,可以根据所需数据库的不同，对 Online Search 的主选项进行更改。在文献检索窗口，可以根据日常使用习惯，选择性加入不同字段和布尔逻辑的高级检索模式，亦可以切换为 Simple Search，即一框式检索模式。

在文献展示窗口，可以根据个人喜好，更改默认的展示字段，如可以增加 Read/Unread Status 一栏，用空心、实心点代表文献是否已被阅读，可以保留 rating 一栏，根据个人阅读感受和与实际检索内容的相关性，对文献进行评分，而后可以根据评分进行排序，便于使用。可以保留 Research Notes，记录文献阅读中重要的关键词，待使用时可以根据这一栏进行筛选，等等。而在分页窗口，也可以更改文献的各字段展示形式，更改参考文献格式并能够直接展示。这些个人偏好的调整并不影响 Endnote 的总体功能，但是找到最合适自己的界面设置，能帮助使用者获得更好的 Endnote 使用体验。

二、Endnote 论文写作中的应用

前文就 Endnote 在文献管理中的应用做了阐述，在这一部分，我们将重点谈一谈 Endnote 在论文写作中具体有哪些应用。作为一款为了规范论文引用形式而诞生的文献管理软件，Endnote 在论文写作中的应用是其主要的功能区间。在 Endnote 诞生前，论文写作基本只能依靠手动添加参考文献的形式，主要利用 Word 自带的交叉引用功能即可实现，但这种方式存在明显的弊端：① 插入引文及调整格式费时费力；② 容易出现重复引用的情况；③ 添加参考文献将改动后文中所有引文顺序，需要花费大量的精力进行调整。因此，Endnote 的诞生，为规范化的引用提供了重要的技术基础。其不仅能够解决上述弊端，还能进行实时更新，统一调整格式，为论文写作增添了不可替代的助益。

1. 如何在 Endnote 中使用论文模板

在 Endnote 中，已自带 300 余种论文模板和 7 000 余种参考文献格式，这些参考文献格式可以在 Tools——Output Styles——Open Style Manager 里找到，可以根据需要选择合适的输出样式，作为统一的参考文献格式（图 4 - 1 - 11）。所选择的输出样式将同步出现在 Output Styles 的扩展菜单和 Word 插件中，便于根据此前的需求选择最合适的参考文献格式。

当然，对于新下载的 Endnote 来说，可能并没有将这么多的论文模板保存在安装目录下，或某些杂志的参考文献要求并不能在默认模板中找到，这时就需要

使用者自行前往官网下载相关模板。进入官网下载模板，只需要选择菜单栏Help——Endnote Output Styles，进入跳转页面并根据网页说明进行下载即可（图 4 - 1 - 12）。

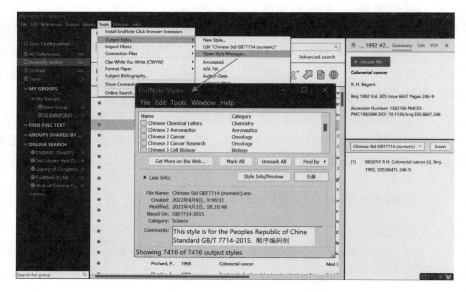

图 4 - 1 - 11　参考文献格式设置

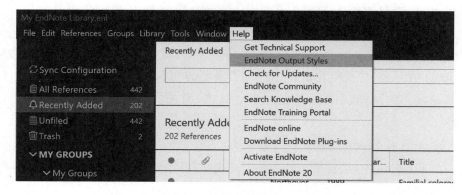

图 4 - 1 - 12　在线检索参考文献格式

2. 如何人工编辑期刊格式

一般而言，从 Endnote 官网下载的期刊相应的论文模板，已能够满足日常投稿所需，但仍存在部分杂志所用格式未被录入，或对于某些期刊来说，需要在一般的参考文献基础上对某些部分进行微调，如使用斜体、改变字体粗细突出显示、以普通中括号代替角标等，这就需要了解如何修改和编辑参考文献格式。

首先以修改原有的参考文献格式为例，了解一下人工编辑的过程。选择菜单栏 Tools——Output Styles——Edit "Vancouver（最近所用的参考文献格式）"，打开编辑窗口，如图 4-1-13 所示。

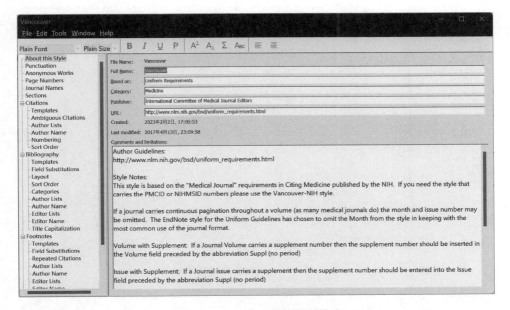

图 4-1-13 人工编辑期刊格式

About this Style 显示关于此模板的简要信息，Punctuation 选择模板语言，Anonymous Works 显示对参考文献中匿名作者的处理方式，Page Numbers 选择参考文献中页码的显示格式，Journal Names 显示期刊全称或缩写，Sections 选择建立单个还是多个参考目录。

Citations 中是对正文引用样式的编辑，可以修改格式、模糊引用、作者列表、作者姓名、连续引用的数字表示方法等，其中主要修改的在 Templates 部分，如图 4-1-14 所示，Citation 中包含两种域代码，一种是小括号加序号，一种是作者加年份的表示方法。一般会根据期刊要求，更改括号（直接添加）、角标（选中全部内容并点击 A^1 选项）等，或者使用 Insert Field 插入其他字节。

而在 Bibliography 部分，修改的是文后参考文献部分，修改的重点也主要在 Templates 部分。点击 Templates，会发现存在大量的不同引用文体的参考文献格式，在期刊论文中，主要观察 Journal Article 这一项，根据期刊需要，在这一项

中进行改动和位置调整。如果需要对其他文体类型进行改动，可单击 Reference
Types 进行调整（图 4 - 1 - 15）。

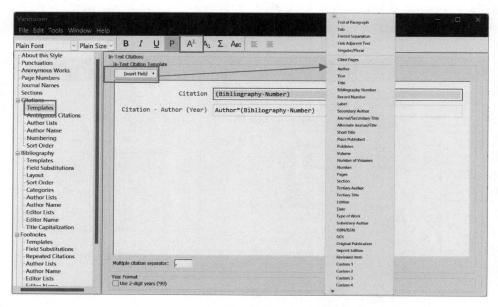

图 4 - 1 - 14　正文引用样式编辑

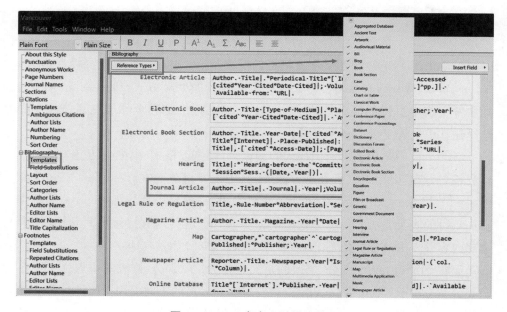

图 4 - 1 - 15　参考文献样式修改

而脚注部分也可在 Footnotes 部分进行调整，但由于应用较少，在此不再赘述。

3. 在 Word 中使用 Endnote

1）在 Word 中添加加载项

在最后部分，谈一谈如何利用 Word 插件进行写作过程中的参考文献插入。一般来说，在 Endnote 下载和安装过程中，会自动在 Office 软件中生成 Endnote 20 加载项，如图 4-1-16 所示。点击该加载项，可见分为下方四个版块，包括插入和编辑文献，参考文献格式及更新、转化，实时更新及一般设置等。

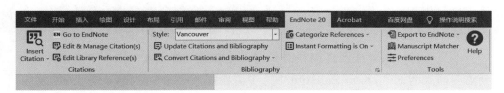

图 4-1-16 Word 中的 Endnote 加载项

但在某些偶然情况下，Word 中可能并不能显示该加载项，这时就需要直接调取 Word 的加载项。在 Word 中点击文件——选项，在弹出窗口中选择加载项——COM 加载项——转到，最后勾选 Endnote Cite While You Write 即可（图 4-1-17）。

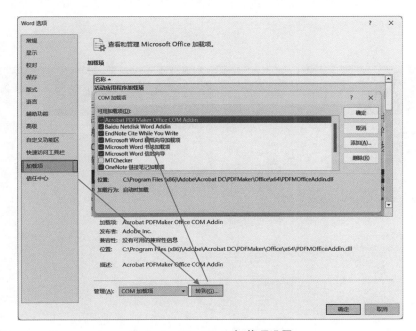

图 4-1-17 Word 加载项设置

若以上操作均不能在 Word 中显示加载项,考虑为 Endnote 安装过程存在问题,需要关闭 Office 软件后进行重新安装。

2）在写作中插入及删除所需参考文献

通过加载项进行插入和删除参考文献操作十分简便。常用的利用 Endnote 插入参考文献的方法有以下两种：第一种是利用加载项,在 Endnote 中选中需要插入的文献后,转到 Word 中,将光标置于需要插入的正文部分,点击 Insert Citation,展开下拉菜单,再选择 Insert Selected Citation 即可。若未选中下拉菜单,直接点击 Insert Citation 的图标,则需要在数据库中检索到所需要的那一篇参考文献,并选择 Insert,方可插入参考文献（图 4-1-18a）。

而另一种插入方法则直接利用 Endnote 本身即可。在 Word 中将光标移动到需要插入的部位,再到 Endnote 中选中需要插入的参考文献,在分页窗口中选择 Insert,可直接将文献插入到指定部位（图 4-1-18b）。

插入完成的参考文献会自动在文章末尾生成参考文献格式,可以根据需要调整位置,并修改参考文献格式（见下一部分）。若想删除参考文献,同样很简单,只需在文中 Citation 部分全选括号及括号中内容,delete 删除即可,实时更新会将文后的参考文献同步删除,或者选择加载项中的 Edit&Manage Citation(s),对文献进行删除操作。

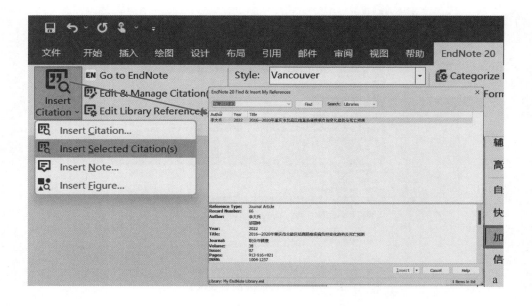

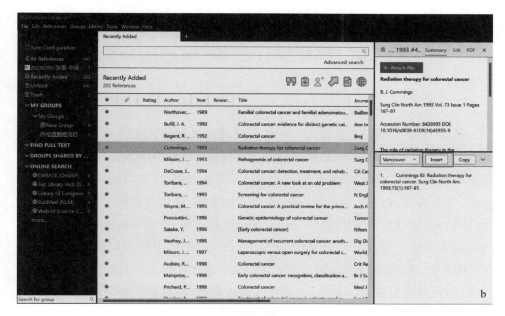

图 4 - 1 - 18　参考文献的插入

3）修改参考文献格式

修改参考文献格式只需要在加载项中的第二部分 Style 的下拉选项框中，选择合适的参考文献格式即可，系统会对文中引用格式和文后参考文献格式进行同步调整。如果下拉选项中不存在我们需要的文献格式，则需选择 Select Another Style，在弹出窗口中找到合适的参考文献格式（图 4 - 1 - 19）。注意，在此过程中，需要保持 Instant Formatting is On 的状态，这样才能实现格式的同步调整。

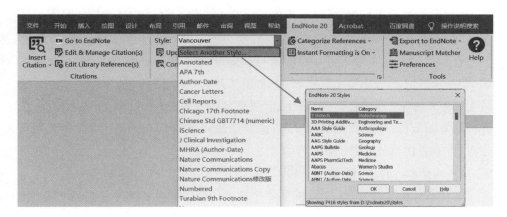

图 4 - 1 - 19　修改参考文献格式

第二节　临床统计之 SPSS 进阶分析

一、前言

统计学是一门收集、整理和分析带有随机性数据的方法科学。临床统计从临床现象出发，对收集到的临床数据进行整理和统计学分析，从而解释该临床现象背后的规律性。临床研究运用到的统计学方法有很多，常用的有 t 检验、方差分析、卡方检验、相关性分析等，这些统计方法经典、使用率高且应用价值得到广泛认可，它们的理论相对于高级统计方法也更易理解，然而如仅依靠人力进行大规模临床数据的统计分析，仍旧繁琐、工作量大、易于出错。以 SPSS 为代表的统计学软件的设计初衷就是用电脑代替人脑，简化这些模式呆板但又繁琐的统计方法，使用者只需输入数据，再进行几步按键操作，就能在短时间内获得绝大部分的统计学结果，具有高效率、高准确性、高可信度的优势，无疑极大地推动了科研事业的发展。本章节是 SPSS 使用的进阶篇，将详细地介绍各类常用统计分析如何通过 SPSS 实现，帮助科研新手迅速开展临床研究的统计分析。另外，虽然 SPSS 的使用对于统计学理论知识没有特别的要求，但是仍然建议尚未掌握统计学基础的使用者完善自身的理论知识，以帮助自身选择相应的统计方式，并理解统计的过程和结果。

二、t 检验＋方差分析

t 检验类型有单样本 t 检验、两独立样本 t 检验、配对样本 t 检验，应用条件需要同时满足样本服从正态分布、方差齐性与独立性。服从正态分布，即各个样本均数来自正态分布的总体；方差齐性，即各个样本所在总体的方差相等；独立性，即各观察值之间是相互独立的，不能相互影响。如果样本的处理类型大于 2 则使用方差分析，方差分析类型有完全随机设计资料的方差分析、随机区组设计资料的方差分析、重复测量方差分析，应用条件同样需要同时满足样本服从正态分布、方差齐性与独立性。

1. 单样本 t 检验（图 4-2-1）

单样本 t 检验通过单击"分析"→"比较平均值"→"单样本 t 检验"打开。如分析样本人群身高和中国人群平均身高（167.1 cm）是否有差异，单击"身高"→

"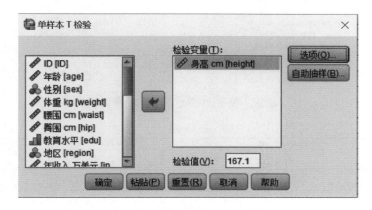",将变量"身高"添加到检验变量,单击"选项",置信区间百分比为95%,缺失值按具体分析排除个案,点击"继续",在"检验值"处填写中国人群平均身高"167.1",点击"确定"获得单样本 t 检验结果。

单样本检验

| | 检验值 = 167.1 | | | | | |
	t	自由度	显著性（双尾）	平均值差值	差值95%置信区间 下限	差值95%置信区间 上限
身高 cm	32.774	5362	.000	3.905	3.67	4.14

图 4-2-1　单样本 t 检验

　　单样本 t 检验结果看显著性（双尾）,如显著性<0.05,则样本人群身高与中国人群平均身高的差异有统计学意义,如显著性>0.05,则样本人群身高与中国人群平均身高的差异无统计学意义。

　　2. 两独立样本 t 检验（图 4-2-2）

　　两独立样本 t 检验通过单击"分析"→"比较平均值"→"独立样本 t 检验"打开。如分析样本人群中不同性别的年收入是否有差异,单击"年收入"→" ",将变量"年收入"添加到检验变量,单击"选项",置信区间百分比为95%,缺失值按具体分析排除个案,点击"继续"。在"分组变量"处添加"性别",点击"定义组"在组1和组2分别填写定性变量设定的值,点击"确定"获得两独立样本 t 检验结果。

　　方差齐性检验 $P=0.994>0.05$,满足方差齐性,看第一行 t 检验的结果; t 检验 $P=0.549>0.05$,认为样本人群中不同性别之间的年收入差异无统计学意义。

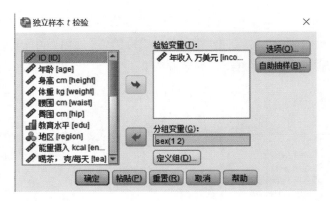

图 4-2-2 独立样本 t 检验

独立样本检验

		莱文方差等同性检验		平均值等同性 t 检验						
		F	显著性	t	自由度	显著性（双尾）	平均值差值	标准误差差值	差值 95% 置信区间	
									下限	上限
年收入 万美元	假定等方差	.000	.994	.599	5361	.549	.02151	.03589	-.04885	.09187
	不假定等方差			.599	5300.177	.549	.02151	.03589	-.04884	.09187

3. 配对样本 t 检验（图 4-2-3）

配对样本 t 检验适用情况有同一受试对象处理前后的比较；同一受试对象两个不同部位的比较；同一样品用两种方法（仪器等）检验结果的比较；配对的两组受试对象分别接受两种处理。

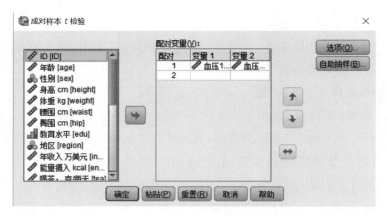

图 4-2-3 配对样本 t 检验

配对样本检验

		配对差值					t	自由度	显著性（双尾）
		平均值	标准差	标准误差平均值	差值 95% 置信区间				
					下限	上限			
配对 1	血压1 - 血压2	.17379	8.57776	.11713	-.05583	.40341	1.484	5362	.138

配对样本 t 检验通过单击"分析"→"比较平均值"→"成对样本 t 检验"打开。如分析两次测定的血压值(血压 1 和血压 2)是否有差异,分别单击"血压1"/"血压 2"→" 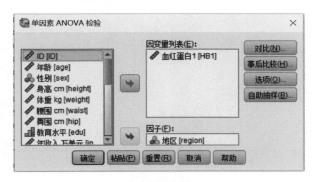 ",将变量"血压 1"和"血压 2"分别添加到配对变量的"变量1"和"变量 2",单击"选项",置信区间百分比为 95%,缺失值按具体分析排除个案,点击"继续"。点击"确定"获得配对样本 t 检验结果。

配对样本 t 检验 $P=0.138>0.05$,认为样本人群两次测定的血压值之间差异无统计学意义。

4. 完全随机设计资料的方差分析(图 4-2-4)

完全随机设计资料的方差分析通过单击"分析"→"比较平均值"→"单因素ANOVA 检验"打开。如分析三个不同地区人群血红蛋白 1 是否一致,单击"血红蛋白 1"→" ",将变量"血红蛋白 1"添加到因变量列表;单击"地区"→" ",将"地区"添加到因子。单击"事后比较",勾选"LSD""S-N-K""邓尼特",点击"继续"。单击"选项",勾选"描述""方差齐性检验",点击"继续"。点击"确定"获得完全随机设计资料的方差分析结果。

方差齐性检验

血红蛋白1

莱文统计	自由度 1	自由度 2	显著性
1.579	2	5360	.206

ANOVA

血红蛋白1

	平方和	自由度	均方	F	显著性
组间	324.066	2	162.033	1.036	.355
组内	838 413.608	5360	156.420		
总计	838 737.674	5362			

图 4-2-4　方差齐性检验

方差齐性检验 $P=0.206>0.05$,可以认为各组符合方差齐性;ANOVA 检验 $P=0.355>0.05$,认为三个不同地区人群的血红蛋白值之间差异无统计学意义。

5. 随机区组设计资料的方差分析(图 4-2-5)

随机区组设计资料的方差分析在如下情况下可以使用:为探索丹参对肢体缺血再灌注损伤的影响,将 30 只纯种新西兰实验用大白兔,按窝别相同分为 10 个区组,每个区组的 3 只大白兔随机接受三种不同的处理,即在松止血带前分别给予丹参 2 mL/kg、丹参 1 mL/kg、生理盐水 2 mL/kg,并分别测定松止血带前及松后 1 h 血中白蛋白含量(g/L),算出白蛋白的减少量如表所示,问三种处理的效果是否不同?(《卫生统计学》第六版例 8-2,P127)

三种方案处理后大白兔血中白蛋白减少量(g/L)

区　　组	丹参(2 mL/kg)	丹参(1 mL/kg)	生 理 盐 水
1	2.21	2.91	4.25
2	2.32	2.64	4.56
3	3.15	3.67	4.33
4	1.86	3.29	3.89
5	2.56	2.45	3.78
6	1.98	2.74	4.62
7	2.37	3.15	4.71
8	2.88	3.44	3.56
9	3.05	2.61	3.77
10	3.42	2.86	4.23

图 4-2-5　分析实例

随机区组设计资料的方差分析通过单击"分析"→"一般线性模型"→"单变量"打开。单击"白蛋白减少量"→"→",将变量"白蛋白减少量"添加到因变量;单击"处理"→"→",将"处理"添加到固定因子;单击"区组"→"→",将"区组"添加到随机因子。单击右侧"模型",选择"定制",将"处理"和"区组"添加到"模型",类型选择"交互",点击"继续"。单击"事后比较",勾选"S-N-K",点击"继续"。单击"选项",勾选"描述统计",点击"继续"。点击"确定"获得随机区组设计资料的方差分析结果(图 4-2-6)。

处理 $P=0.000<0.05$,可以认为 3 种不同的处理效果不同;区组 $P=0.602>0.05$,不能认为 10 个区组的总体均数不同。

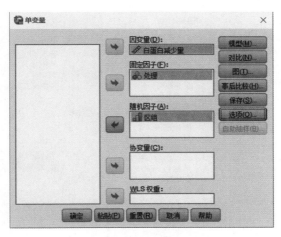

主体间效应检验

因变量：白蛋白减少量

源		III 类平方和	自由度	均方	F	显著性
截距	假设	315.317	1	315.317	1822.001	.000
	误差	1.558	9	.173ᵃ		
处理	假设	13.702	2	6.851	32.636	.000
	误差	3.778	18	.210ᵇ		
区组	假设	1.558	9	.173	.824	.602
	误差	3.778	18	.210ᵇ		

a. MS(区组)

b. MS(误差)

白蛋白减少量

S-N-Kᵃ·ᵇ

处理	个案数	子集	
		1	2
丹参2mL	10	2.5800	
丹参1mL	10	2.9760	
生理盐水	10		4.1700
显著性		.069	1.000

将显示齐性子集中各个组的平均值。

基于实测平均值。

误差项是均方（误差）= .210。

a. 使用调和平均值样本大小 = 10.000。

b. Alpha = .05。

图 4 - 2 - 6　随机区组设计资料的方差分析

6. 重复测量方差分析（图 4 - 2 - 7）

重复测量方差分析通过单击"分析"→"一般线性模型"→"重复测量"打开。

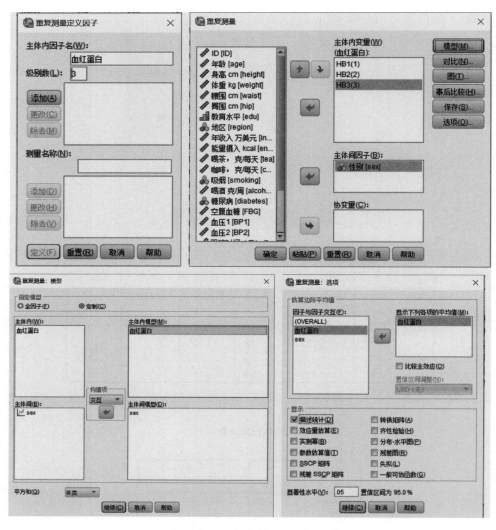

莫奇来球形度检验^a

测量：MEASURE_1

主体内效应	莫奇来W	近似卡方	自由度	显著性	Epsilon^b 格林豪斯-盖斯勒	辛-费德特	下限
血红蛋白	1.000	.115	2	.944	1.000	1.000	.500

检验"正交化转换后因变量的误差协方差矩阵与恒等矩阵成比例"这一原假设。

a. 设计：截距 + sex
  主体内设计：血红蛋白

b. 可用于调整平均显著性检验的自由度。修正检验将显示在"主体内效应检验"表中。

图 4–2–7　重复测量方差分析

如分析男女之间 3 次检测的血红蛋白是否有差异,首先填写"主体内因子名"为"血红蛋白",因为重复测量 3 次所以"级别数"为 3,点击"添加"→"定义"。分别单击"血红蛋白 1"/"血红蛋白 2"/"血红蛋白 3"→"➡"",将变量"血红蛋白 1"/"血红蛋白 2"/"血红蛋白 3"添加到主体内变量;单击"性别"→"➡"",将"性别"添加到主体间因子。单击右侧"模型",选择"定制",将"主体内"和"主体间"分别添加到"主体内模型"和"主体间模型",类型选择"交互",点击"继续"。单击"选项",勾选"描述统计",将"因子与因子交互"中的"血红蛋白"添加到右侧"显示下列各项的平均值",点击"继续"。点击"确定"获得重复测量方差分析结果。

莫奇来球形度检验 $P=0.944>0.10$,一般采用单变量方差分析即可,若相反,则要采用重复测量方差分析结果。

主体内效应检验 $P=0.935>0.10$,说明不同时间观察血红蛋白的总体均数未发现显著差异,$P=0.124>0.10$,说明组别和时间无交互作用。注:当 $P>0.10$,采用非校正的统计结果(采用的球形度);当 $P<0.10$,采用校正的统计及结果(后三种,推荐格林豪斯-盖斯勒)(图 4-2-8)。

主体内效应检验

测量: MEASURE_1

源		III 类平方和	自由度	均方	F	显著性
血红蛋白	假设球形度	21.229	2	10.614	.067	.935
	格林豪斯-盖斯勒	21.229	2.000	10.615	.067	.935
	辛-费德特	21.229	2.000	10.614	.067	.935
	下限	21.229	1.000	21.229	.067	.796
血红蛋白 * sex	假设球形度	660.252	2	330.126	2.089	.124
	格林豪斯-盖斯勒	660.252	2.000	330.133	2.089	.124
	辛-费德特	660.252	2.000	330.126	2.089	.124
	下限	660.252	1.000	660.252	2.089	.148
误差 (血红蛋白)	假设球形度	1694788.276	10722	158.066		
	格林豪斯-盖斯勒	1694788.276	10721.769	158.070		
	辛-费德特	1694788.276	10722.000	158.066		
	下限	1694788.276	5361.000	316.133		

图 4-2-8 主体内效应检验

主体间效应检验 $P=0.648>0.10$,认为三次检测血红蛋白值在男女两组之间没有统计学差异(图 4-2-9)。

主体间效应检验

测量: MEASURE_1

转换后变量: 平均

源	III 类平方和	自由度	均方	F	显著性
截距	337388277.7	1	337388277.7	2109250.766	.000
sex	33.278	1	33.278	.208	.648
误差	857526.561	5361	159.956		

图 4 - 2 - 9　主体间效应检验

三、卡方检验

卡方检验是计数资料统计推断的重要方法,可用于两个率或多个率的组间比较,两组或多组间构成比的比较等,数据类型需为定性资料。卡方检验类型具体可分为一般四格表卡方检验、配对四格表卡方检验、R×C 表卡方检验。

1. 一般四格表卡方检验(图 4 - 2 - 10)

一般四格表卡方检验通过单击"分析"→"描述统计"→"交叉表"打开。如分析样本中男女性胃癌患者的 CA72 - 4 阳性率是否相同,单击"性别"→" ➡ ",将变量"性别"添加到"行";单击"CA72 - 4"→" ➡ ",将"CA72 - 4"添加到"列"。单击"统计",勾选"卡方",点击"继续"。单击"单元格",勾选"实测""期望""行""列""总计",点击"继续"。点击"确定"获得一般四格表卡方检验结果。

性别 * CA724 交叉表

			CA724		
			CA72-4<6.9	CA72-4>=6.9	总计
性别	男	计数	418	78	496
		期望计数	410.5	85.5	496.0
		占 性别 的百分比	84.3%	15.7%	100.0%
		占 CA724 的百分比	68.5%	61.4%	67.3%
		占总计的百分比	56.7%	10.6%	67.3%
	女	计数	192	49	241
		期望计数	199.5	41.5	241.0
		占 性别 的百分比	79.7%	20.3%	100.0%
		占 CA724 的百分比	31.5%	38.6%	32.7%
		占总计的百分比	26.1%	6.6%	32.7%
总计		计数	610	127	737
		期望计数	610.0	127.0	737.0
		占 性别 的百分比	82.8%	17.2%	100.0%
		占 CA724 的百分比	100.0%	100.0%	100.0%
		占总计的百分比	82.8%	17.2%	100.0%

卡方检验

	值	自由度	渐进显著性（双侧）	精确显著性（双侧）	精确显著性（单侧）
皮尔逊卡方	2.413[a]	1	.120		
连续性修正[b]	2.101	1	.147		
似然比	2.361	1	.124		
费希尔精确检验				.145	.075
线性关联	2.409	1	.121		
有效个案数	737				

a. 0 个单元格 (0.0%) 的期望计数小于 5。最小期望计数为 41.53。
b. 仅针对 2x2 表进行计算

图 4 - 2 - 10　一般四格表卡方检验

因为样本量 n≥40，且任意一个格子的理论频数 $T_{ij}>5$，所以选择皮尔森（pearson）卡方值，$X^2=2.413$，$P=0.120>0.05$，故男性和女性胃癌患者的 CA72-4 阳性率之间的差异无统计学意义。

如果样本量 n≥40，但出现 1 个格子的理论频数 $1≤T_{ij}<5$，应选择连续性校正卡方值，即表格中第二行的结果；如果样本量 n<40 或者任意一个格子的理论频数 $T_{ij}<1$，应选择费雪（Fisher）确切概率计算法获得结果。

2. 配对四格表卡方检验（图 4 - 2 - 11）

配对四格表卡方检验通过单击"分析"→"描述统计"→"交叉表"打开。如以空腹血糖 FBG≥7 mmol/L 作为判定糖尿病的标准，试分析该标准诊断和用临床标准诊断该人群糖尿病的患病率是否有差异，单击"糖尿病"→"➡"，将变量"糖尿病"添加到"行"；单击"FBG 分组"→"➡"，将"FBG 分组"添加到"列"。单击"统计"，勾选"麦克尼马尔"，点击"继续"。单击"单元格"，勾选"实测""期望""行""列""总计"，点击"继续"。点击"确定"获得配对四格表卡方检验结果。

卡方检验

	值	精确显著性（双侧）
麦克尼马尔检验		.000[a]
有效个案数	5363	

a. 使用了二项分布。

图 4 - 2 - 11　配对四格表卡方检验

配对四表格 X^2 检验的结果中不显示 X^2 值，$P=0.000$，故用两种诊断标准诊断人群糖尿病的患病率有统计学差异。

3. R×C 表卡方检验(图 4 - 2 - 12)

当行或列或行列同时出现三种及三种以上分组时,选择 R×C 表卡方检验。R×C 表卡方检验通过单击"分析"→"描述统计"→"交叉表"打开。如三种不同肿瘤位置的胃癌患者 CA724 阳性率是否有差异,单击"肿瘤位置"→" ➡ ",将变量"肿瘤位置"添加到"行";单击"CA724"→" ➡ ",将"CA724"添加到"列"。单击"统计",勾选"卡方",点击"继续"。单击"单元格",勾选"实测""期望""行""列""总计",点击"继续"。点击"确定"获得 R×C 表卡方检验结果。

因所有格子的理论频数均大于 5,故不做任何处理,X^2 值选择皮尔森(pearson)卡方值,$X^2=0.872$,$P=0.647>0.05$,所以三种不同肿瘤位置的胃癌患者 CA724 阳性率之间的差异无统计学意义。

肿瘤位置 * CA724 交叉表

			CA724		总计
			CA72-4<6.9	CA72-4>=6.9	
肿瘤位置	近端	计数	140	33	173
		期望计数	143.4	29.6	173.0
		占 肿瘤位置 的百分比	80.9%	19.1%	100.0%
		占 CA724 的百分比	23.3%	26.6%	23.9%
		占总计的百分比	19.3%	4.6%	23.9%
	远端	计数	239	50	289
		期望计数	239.5	49.5	289.0
		占 肿瘤位置 的百分比	82.7%	17.3%	100.0%
		占 CA724 的百分比	39.8%	40.3%	39.9%
		占总计的百分比	33.0%	6.9%	39.9%
	胃体	计数	221	41	262
		期望计数	217.1	44.9	262.0
		占 肿瘤位置 的百分比	84.4%	15.6%	100.0%
		占 CA724 的百分比	36.8%	33.1%	36.2%
		占总计的百分比	30.5%	5.7%	36.2%
总计		计数	600	124	724
		期望计数	600.0	124.0	724.0
		占 肿瘤位置 的百分比	82.9%	17.1%	100.0%
		占 CA724 的百分比	100.0%	100.0%	100.0%
		占总计的百分比	82.9%	17.1%	100.0%

图 4 - 2 - 12　R×C 表卡方检验

如果理论频数过小,或有 1/5 以上格子理论频数<5 时,应考虑增加样本量,或结合专业知识对行或列进行合并;如果理论频数过小,或有 1/5 以下格子理论频数<5 时,选择似然比卡方值;如果出现一个格子的理论频数<1 时,应采

用 Fisher 确切概率法;如果出现一个格子的理论频数<1 且是有序分类变量的话,可以选择秩和检验。

四、非参数检验

当样本的总体分布为偏态或分布形式未知;个别数据偏大或资料为单侧或双侧没有上限或下限值;各总体方差不齐且不能通过变量置换达到齐性;为等级变量时,选择非参数检验进行统计分析。非参数检验的类型可具体分为单样本资料的符号秩和检验、配对设计资料的符号秩和检验、两组独立资料的符号秩和检验、多组独立资料的符号秩和检验。

1. 单样本资料的符号秩和检验(图 4-2-13)

单样本资料的符号秩和检验通过单击"分析"→"非参数检验"→"单样本"打开。如正常人群的血压值中位数为 90,数据库中变量"血压 1"的总体中位数与 90 是否相同。首先在"目标"中勾选"定制分析";"字段"中勾选"使用自定义字段分配",单击"血压 1"→"![向右箭头]",将变量"血压 1"添加到"检验字段";"设置"中勾选"定制检验"→"检验实测分布和假设分布"、"比较中位数和假设中位数","假

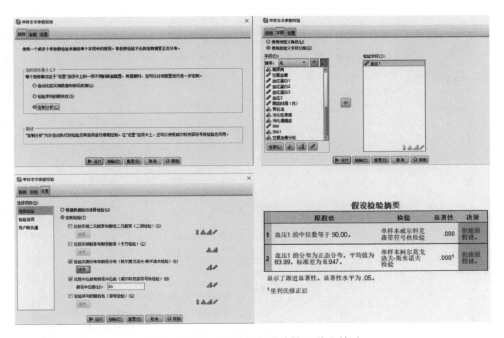

图 4-2-13 单样本资料的符号秩和检验

设中位数"填写 90。单击"检验实测分布和假设分布"下方"选项",勾选"正态",
点击"确定"。点击"运行"获得单样本资料的符号秩和检验结果。

符号秩和检验：$P=0.000<0.05$,拒绝原假设,可认为变量"血压 1"的总体
中位数与 90 不同；正态分布：$P=0.000<0.05$,拒绝原假设,可认为变量"血压
1"不服从正态分布。

2. 配对设计资料的符号秩和检验(图 4 - 2 - 14)

配对设计资料的符号秩和检验通过单击"分析"→"非参数检验"→"相关样
本"打开。如分析两次测量的血压是否相同。首先在"目标"中勾选"定制分析"；
"字段"中勾选"使用自定义字段分配",单击"血压 1"和"血压 2"→" ➡ ",将变量
"血压 1"和"血压 2"添加到"检验字段"；"设置"中勾选"定制检验"→"符号检验"
"威尔科克森匹配对符号秩检验",点击"运行"获得配对设计资料的符号秩和检
验结果。

相关样本符号秩和检验：$P=0.548>0.05$,接受原假设；Wilcoxon 检验：
$P=0.134>0.05$,接受原假设。可认为变量"血压 1"和"血压 2"的差异无统计
学意义。

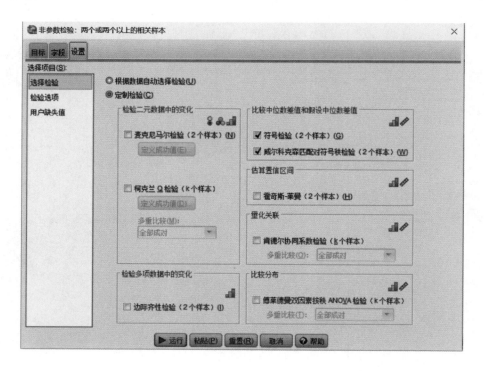

假设检验摘要			
原假设	检验	显著性	决策
1	血压1 与 血压2 之间的差值的中位数等于 0。	相关样本符号检验	.548	保留原假设。
2	血压1 与 血压2 之间的差值的中位数等于 0。	相关样本威尔科克森带符号秩检验	.134	保留原假设。

显示了渐进显著性。显著性水平为 .05。

图 4-2-14　配对设计资料的符号秩和检验

3. 两组独立资料的符号秩和检验（图 4-2-15）

两组独立资料的符号秩和检验通过单击"分析"→"非参数检验"→"独立样本"打开。如分析不同性别胃癌患者的血小板计数是否相同。首先在"目标"中勾选"定制分析"；"字段"中勾选"使用自定义字段分配"，单击"血小板"→"→"，将变量"血小板"添加到"检验字段"；单击"性别"→"→"，将变量"性别"添加到"组"；"设置"中勾选"定制检验"→"曼惠特尼"，点击"运行"获得两组独立资料的符号秩和检验结果。

Mann-Whitney 检验：$P=0.000<0.05$，拒绝原假设，可认为不同性别胃癌患者的血小板计数有统计学差异。

假设检验摘要			
原假设	检验	显著性	决策
1	在 性别 的类别中，血小板的分布相同	独立样本曼-惠特尼 U 检验	.000	拒绝原假设

显示了渐进显著性。显著性水平为 .050。

图 4-2-15　两组独立资料的符号秩和检验

4. 多组独立资料的符号秩和检验（图 4-2-16）

多组独立资料的符号秩和检验通过单击"分析"→"非参数检验"→"独立样本"打开。如分析不同肿瘤位置胃癌患者的血小板计数是否相同。首先在"目标"中勾选"定制分析"；"字段"中勾选"使用自定义字段分配"，单击"血小板"→"→"，将变量"血小板"添加到"检验字段"；单击"肿瘤位置"→"→"，将变量"肿瘤位置"添加到"组"；"设置"中勾选"定制检验"→"克鲁斯卡尔·沃利斯单因素 ANOVA 检验""中位数检验"，点击"运行"获得多组独立资料的符号秩和检验结果。

中位数检验：$P=0.199>0.05$，保留原假设，可认为不同肿瘤位置胃癌患者的血小板中位数无统计学差异;Kruskal-Wallis 检验:$P=0.041<0.05$,拒绝原假设,可认为不同肿瘤位置胃癌患者的血小板有统计学差异。根据近端-胃体成对比较 $P=0.012<0.05$,可认为近端胃癌患者和胃体胃癌患者的血小板有统计学差异。

假设检验摘要

	原假设	检验	显著性	决策
1	在肿瘤位置 的类别中,血小板的中位数相同。	独立样本中位数检验	.199	保留原假设。
2	在肿瘤位置 的类别中,血小板的分布相同。	独立样本克鲁斯卡尔-沃利斯检验	.041	拒绝原假设。

显示了渐进显著性。显著性水平为 .050。

肿瘤位置 的成对比较

Sample 1-Sample 2	检验统计	标准误差	标准检验统计	显著性	Adj.显著性[a]
近端-远端	-34.625	22.101	-1.567	.117	.352
近端-胃体	-56.151	22.230	-2.526	.012	.035
远端-胃体	-21.526	19.354	-1.112	.266	.798

每行都检验"样本 1 与样本 2 的分布相同"这一原假设。
显示了渐进显著性(双侧检验)。显著性水平为 .05。

a. 已针对多项检验通过 Bonferroni 校正法调整显著性值。

图 4-2-16 多组独立资料的符号秩和检验

五、关联性相关

关联性相关可分为线性相关与秩相关。线性相关,反映两变量之间线性的联系,又称直线相关,目的是对相关关系给以定量描述,适用于双变量正态分布连续型定量变量。秩相关,又称等级相关,适用于不服从双变量正态分布的资料,原始数据用等级表示的资料,有不确定值,或总体分布类型未知的资料。

1. 线性相关(图 4-2-17)

线性相关通过单击"分析"→"相关"→"双变量"打开。如分析患者的中性粒细胞数和血小板数的相关性。单击"中性粒细胞"和"血小板"→"➡️",将"中性粒细胞"和"血小板"添加到"变量";下方相关系数选择"皮尔逊",显著性检验选择"双尾",勾选"标记显著性相关性",点击"确定"获得线性相关分析结果。

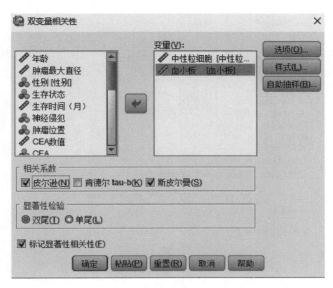

图 4-2-17　线性相关分析

Pearson 相关系数 r＝0.251,说明中性粒细胞数和血小板数为正相关;相关系数的假设检验 $P＝0.000＜0.05$,说明该 r 有统计学意义。

2. 秩相关(图 4-2-18)

秩相关通过单击"分析"→"相关"→"双变量"打开。如分析胃癌患者的肿瘤最大直径和 $Ki-67$ 的相关性。单击"肿瘤最大直径"和"$Ki-67$"→"⬛",将"肿瘤最大直径"和"$Ki-67$"添加到"变量";下方相关系数选择"斯皮尔曼",显著性检验选择"双尾",勾选"标记显著性相关性",点击"确定"获得秩相关分析结果。

Spearman 相关系数 $r_s＝0.129$,说明肿瘤最大直径和 $Ki-67$ 成正相关;相关系数的假设检验 $P＝0.000＜0.05$,说明该 r_s 有统计学意义。

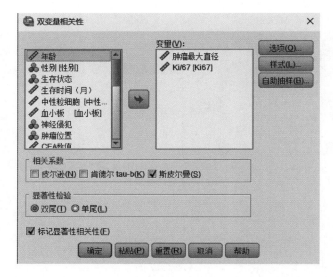

图 4-2-18 秩相关分析

六、回归分析

回归分析类型有线性回归、Logistic 回归、Cox 回归,其中线性回归又可分为简单线性回归和多重线性回归。因为 Cox 回归在临床研究中一般应用于生存分析,故将在生存分析章节进行讲解。

1. 简单线性回归(图 4-2-19)

简单线性回归是研究一个变量对因变量的线性关系,多重线性回归是研究多个变量和因变量之间的线性关系。多重线性回归是简单线性回归的延伸和拓展,其就基本原理与简单线性回归一致。

简单线性回归通过单击"分析"→"回归"→"线性"打开。如分析患者的中性粒细胞数和血小板数的相关性。单击"血小板"→" ",将"血小板"添加到"因变量";单击"中性粒细胞"→"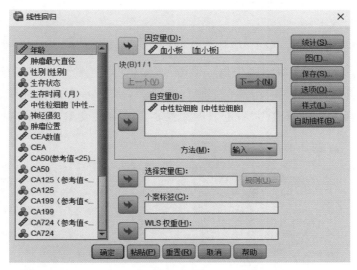",将"中性粒细胞"添加到"自变量";点击"统计",勾选"描述"。点击"确定"获得简单线性回归分析结果。

模型摘要

模型	R	R 方	调整后 R 方	标准估算的错误
1	.251ᵃ	.063	.062	80.637

a. 预测变量：(常量)，中性粒细胞

ANOVAᵃ

模型		平方和	自由度	均方	F	显著性
1	回归	379588.818	1	379588.818	58.378	.000ᵇ
	残差	5643970.388	868	6502.270		
	总计	6023559.206	869			

a. 因变量：血小板

b. 预测变量：(常量)，中性粒细胞

系数ᵃ

模型		未标准化系数		标准化系数		
		B	标准错误	Beta	t	显著性
1	(常量)	182.276	6.721		27.122	.000
	中性粒细胞	12.538	1.641	.251	7.641	.000

a. 因变量：血小板

图 4－2－19 简单线性回归分析

R方,决定系数,其值介于0到1之间,反映方程拟合的好坏,即Y的变异中X能解释的比。R方为0.063,反映方程拟合较差。ANOVA显著性$P=0.000<0.05$,模型成立,存在线性关系,即血小板$=182.276+12.538*$中性粒细胞。

2. 多重线性回归(图4-2-20)

多重线性回归通过单击"分析"→"回归"→"线性"打开。如用年龄、性别、中性粒细胞三个变量来预测血小板。单击"血小板"→"⬇"",将"血小板"添加到"因变量";单击"年龄"和"中性粒细胞"→"⬇"",将"年龄"和"中性粒细胞"添加到"自变量","方法"修改为"步进";因为性别是二分类变量,可以作为自身的哑

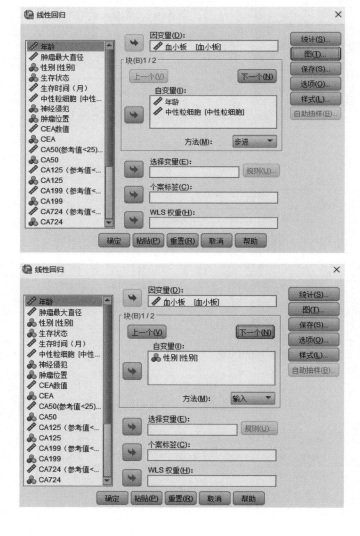

模型摘要[d]

模型	R	R 方	调整后 R 方	标准估算的错误
1	.251[a]	.063	.062	80.637
2	.267[b]	.071	.069	80.324
3	.285[c]	.081	.078	79.930

a. 预测变量: (常量), 中性粒细胞

b. 预测变量: (常量), 中性粒细胞, 年龄

c. 预测变量: (常量), 中性粒细胞, 年龄, 性别

d. 因变量: 血小板

ANOVA[a]

模型		平方和	自由度	均方	F	显著性
1	回归	379588.818	1	379588.818	58.378	.000[b]
	残差	5643970.388	868	6502.270		
	总计	6023559.206	869			
2	回归	429720.282	2	214860.141	33.302	.000[c]
	残差	5593838.924	867	6451.948		
	总计	6023559.206	869			
3	回归	490875.052	3	163625.017	25.611	.000[d]
	残差	5532684.154	866	6388.781		
	总计	6023559.206	869			

a. 因变量: 血小板

b. 预测变量: (常量), 中性粒细胞

c. 预测变量: (常量), 中性粒细胞, 年龄

d. 预测变量: (常量), 中性粒细胞, 年龄, 性别

系数[a]

模型		未标准化系数 B	未标准化系数 标准错误	标准化系数 Beta	t	显著性
1	(常量)	182.276	6.721		27.122	.000
	中性粒细胞	12.538	1.641	.251	7.641	.000
2	(常量)	227.121	17.425		13.034	.000
	中性粒细胞	12.637	1.635	.253	7.729	.000
	年龄	-.681	.244	-.091	-2.787	.005
3	(常量)	197.692	19.777		9.996	.000
	中性粒细胞	12.983	1.631	.260	7.961	.000
	年龄	-.617	.244	-.083	-2.530	.012
	性别	18.251	5.899	.101	3.094	.002

a. 因变量: 血小板

图 4-2-20　多重线性回归分析

变量,点击自变量上方"下一个",单击"性别"→"$\boxed{\rightarrow}$",将"性别"添加到"自变量","方法"选择"输入"。点击"统计",勾选"描述";点击"图",单击"ZRESID"→"$\boxed{\rightarrow}$",将"ZRESID"添加到"X"和"Y",勾选"直方图",点击"继续"。点击"确定"获得多重线性回归分析结果。

模型1中R方=0.063,说明中性粒细胞可以解释血小板的6.3%;模型2中R方=0.071,说明中性粒细胞和年龄可以解释血小板的7.1%;模型3中R方=0.081,说明中性粒细胞、年龄和性别可以解释血小板的8.1%。ANOVA检验显示三个模型显著性均为$P=0.000<0.05$,即三个模型具有统计学意义。根据系数可得方程:血小板=197.692+12.983 * 中性粒细胞-0.617 * 年龄+18.251 * 性别。

3. logistic 回归(图 4-2-21)

logistic 回归可分为非条件 logistic 回归和条件 logistic 回归。非条件 logistic 回归主要用于非配对资料(即独立的组之间比较)的多因素分析。条件 logistic 回归又称配对 logistic 回归,其主要用于配对资料或分层资料的多因素分析,包括1:1配对资料、1:M配对资料。根据因变量的分类选项选择二元 logistic 回归或多元 logistic 回归。因为非条件 logistic 回归和条件 logistic 回归在 SPSS 上的操作方法类似,故只具体讲述常用的非条件 logistic 回归的操作方法。

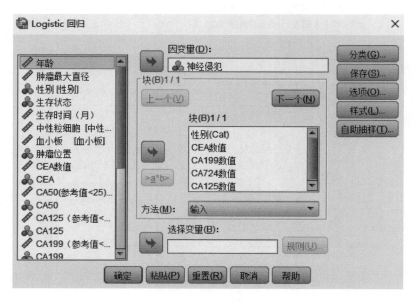

分类表^{a,b}

实测			预测		
			神经侵犯		正确百分比
			无神经侵犯	有神经侵犯	
步骤0	神经侵犯	无神经侵犯	183	0	100.0
		有神经侵犯	173	0	.0
	总体百分比				51.4

a. 常量包括在模型中。

b. 分界值为 .500

方程中的变量

		B	标准误差	瓦尔德	自由度	显著性	Exp(B)
步骤0	常量	-.056	.106	.281	1	.596	.945

未包括在方程中的变量

			得分	自由度	显著性
步骤0	变量	性别(1)	.197	1	.657
		CEA数值	1.303	1	.254
		CA199（参考值<37）	.560	1	.454
		CA724（参考值<6.9）	5.558	1	.018
		CA125（参考值<35）	.535	1	.465
	总体统计		7.662	5	.176

图 4 - 2 - 21　Logistic 回归分析

非条件 logistic 回归通过单击"分析"→"回归"→"二元 logistic"/"多元 logistic"打开。如用性别、CEA、CA199、CA724、CA125 来预测胃癌患者有无神经侵犯。单击"神经侵犯"→"⬇"，将"神经侵犯"添加到"因变量"；单击"性别""CEA""CA199""CA724""CA125"→"⬇"，将"性别""CEA""CA199""CA724""CA125"添加到"块"，"方法"选择"输入"；因为"性别"为分类变量，所以点击右侧"分类"，将"性别"添加到"分类协变量"，"参考类别"选择"最后一个"，点击"变化量"。点击"保存"，勾选"概率"，点击"继续"。点击"选项"，勾选"Hosmer-Lemeshow 拟合度""exp（B）的 CI 95%""在最后一个步骤中"，点击"继续"。点击"确定"获得非条件 logistic 回归分析结果。

表中显示，数据中有神经侵犯 173 例，无神经侵犯 183 例，但根据模型的预测，均为无神经侵犯，说明模型不足以很好地预测有无神经侵犯，不能作为预测模型。

当霍斯默-莱梅肖检验的卡方越小，P 值越大，模型越好（图 4-2-22）。

霍斯默-莱梅肖检验			
步骤	卡方	自由度	显著性
1	3.134	8	.926

图 4-2-22　霍斯默-莱梅肖检验

方程中变量的含义从左往右依次是：回归系数、标准差、Wald 卡方值、自由度、P 值，以及 OR 值（图 4-2-23）。

		B	标准误差	瓦尔德	自由度	显著性	Exp(B)	EXP(B) 的 95% 置信区间	
								下限	上限
步骤 1ᵃ	性别(1)	.115	.235	.240	1	.624	1.122	.708	1.777
	CEA数值	.004	.005	.770	1	.380	1.004	.995	1.013
	CA199（参考值<37）	-.002	.002	.896	1	.344	.998	.995	1.002
	CA724（参考值<6.9）	.015	.007	4.058	1	.044	1.015	1.000	1.030
	CA125（参考值<35）	.004	.009	.260	1	.610	1.005	.987	1.022
	常量	-.290	.237	1.497	1	.221	.748		

a. 在步骤 1 输入的变量: 性别, CEA数值, CA199（参考值<37）, CA724（参考值<6.9）, CA125（参考值<35）.

图 4-2-23　Logistic 回归分析结果

七、生存分析

生存分析一般有 3 种统计方法：寿命表法、Kaplan-Meier 法、Cox 回归分析。科学文献中常说的单因素生存分析一般通过 Kaplan-Meier 法和 Cox 回归分析来实现，而多因素生存分析则只能通过 Cox 回归分析来实现。

1. 寿命表法（图 4-2-24）

寿命表法通过单击"分析"→"生存函数"→"寿命表"打开。如分析胃癌患者的术后生存时间（月）。单击"生存时间（月）"→"→"，将"生存时间（月）"添加到"时间"；下方"显示时间间隔"填写"0 到 60，按 5"，即分析术后 5 年内的生存情况，每间隔 5 个月统计一次；单击"生存状态"→"→"，将"生存状态"添加到"状态"，点击"定义事件"，填写定义死亡事件的"单值"为"1"；点击"选项"，勾选"生存分析"。点击"确定"获得寿命表法分析结果。

得到寿命表与生存分析函数，可以直观地观察胃癌患者术后 5 年的生存情况。

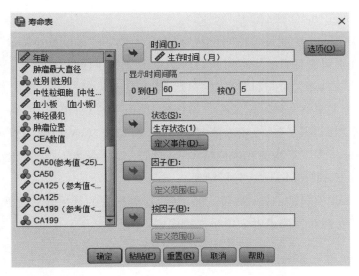

寿命表a

时间间隔开始的时间	进入时间间隔的数目	时间间隔内撤销的数目	有风险的数目	终端事件数	终止比例	生存分析比例	期末累积生存分析比例	期末累积生存分析比例的标准误差	概率密度	概率密度的标准误差	风险率	风险率的标准误差
0	897	0	897.000	11	.01	.99	.99		.002	.001	.00	.00
5	886	40	866.000	18	.02	.98	.97	.01	.004	.001	.00	.00
10	828	39	808.500	19	.02	.98	.94	.01	.005	.001	.00	.00
15	770	16	762.000	20	.03	.97	.92	.01	.005	.001	.01	.00
20	734	13	727.500	30	.04	.96	.88	.01	.008	.001	.01	.00
25	691	24	679.000	32	.05	.95	.84	.01	.008	.001	.01	.00
30	635	41	614.500	34	.06	.94	.79	.01	.009	.002	.01	.00
35	560	52	534.000	19	.04	.96	.77	.02	.006	.002	.01	.00
40	489	45	466.500	31	.07	.93	.71	.02	.010	.002	.01	.00
45	413	71	377.500	32	.08	.92	.65	.02	.012	.002	.02	.00
50	310	24	298.000	14	.05	.95	.62	.02	.006	.002	.02	.00
55	272	21	261.500	21	.09	.91	.57	.02	.011	.002	.02	.00
60	227	171	141.500	56	.40	.60	.34	.03	.00	.000	.00	.00

a. 生存分析时间中位数为60.0000

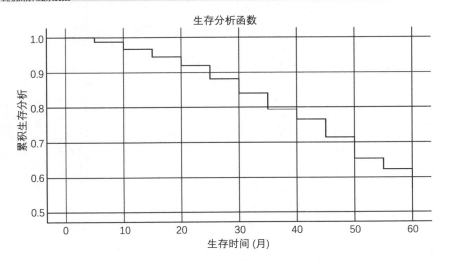

图4-2-24 使用寿命表法进行生存分析

2. Kaplan-Meier 法（图 4-2-25）

Kaplan-Meier 法通过单击"分析"→"生存函数"→"Kaplan-Meier"打开。如分析不同性别胃癌患者的生存时间（月）。单击"生存时间（月）"→" ⬆ "，将"生存时间（月）"添加到"时间"；单击"生存状态"→" ⬆ "，将"生存状态"添加到"状态"，点击"定义事件"，填写定义死亡事件的"单值"为"1"；单击"性别"→" ⬆ "，将"性别"添加到"因子"。点击右侧"比较因子"，勾选"秩的对数"；点击"选项"，勾选"生存分析表""平均值和中位数生存时间""生存函数"，点击"继续"。点击"确定"获得 Kaplan-Meier 法分析结果。

Log-Rank 检验 $P=0.028<0.05$，女性胃癌患者的预后显著优于男性胃癌患者。说明女性对胃癌患者来说是保护因素。

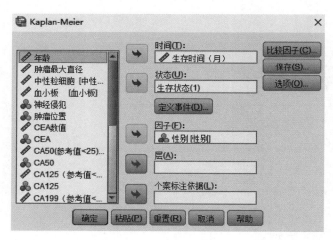

生存分析时间的平均值和中位数

| 性别 | 平均值[a] | | | | 中位数 | | | |
	估算	标准 错误	95% 置信区间 下限	95% 置信区间 上限	估算	标准 错误	95% 置信区间 下限	95% 置信区间 上限
男	83.849	5.881	72.323	95.375	61.233	2.655	56.030	66.437
女	98.446	7.502	83.742	113.149	72.767	8.152	56.788	88.746
总体	88.639	4.678	79.469	97.809	65.733	2.449	60.933	70.533

a. 如果已对生存分析时间进行检剔，那么估算将限于最大生存分析时间。

总体比较

	卡方	自由度	显著性
Log Rank (Mantel-Cox)	4.824	1	.028

针对 性别 的不同级别进行的生存分析分布等同性检验。

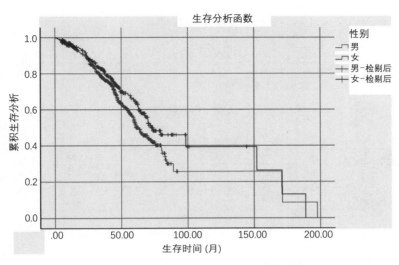

图 4 - 2 - 25　Kaplan-Meier 生存分析

3. COX 回归分析（图 4 - 2 - 26）

Cox 回归分析法通过单击"分析"→"生存函数"→"Cox 回归"打开。如分析性别、年龄、肿瘤大小、神经侵犯是否影响胃癌患者的生存。单击"生存时间（月）"→"➡"，将"生存时间（月）"添加到"时间"；单击"生存状态"→"➡"，将"生存状态"添加到"状态"，点击"定义事件"，填写定义死亡事件的"单值"为"1"；单击"性别""年龄""肿瘤大小""神经侵犯"→"➡"，将"性别""年龄""肿瘤大小""神经侵犯"添加到"协变量"，"方法"选择"向前：LR"。点击右侧"分类"，将全部变量添加到"分类协变量"，参考类别选择"第一个"，点击"变化量"，将全部"分类协变量"改为"first"；点击"选项"，勾选"Exp(B)置信区间"，显示模型信息改为"在最后一个步骤"，点击"继续"。点击"确定"获得 Cox 回归分析结果。

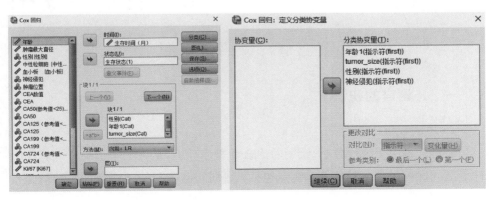

模型系数的 Omnibus 检验^a

步长	-2 对数似然	总体（得分） 卡方	自由度	显著性	从上一块进行更改 卡方	自由度	显著性
4	3620.729	96.558	4	.000	97.107	4	.000

a. 起始块号 1。方法=向前步进（似然比）

方程中的变量

		B	SE	瓦尔德	自由度	显著性	Exp(B)	95.0% Exp(B) 的 CI 下限	上限
步骤 4	性别	-.255	.126	4.116	1	.042	.775	.606	.991
	年龄1	.268	.122	4.853	1	.028	1.307	1.030	1.659
	tumor_size	.458	.114	16.076	1	.000	1.581	1.264	1.978
	神经侵犯	.933	.123	57.952	1	.000	2.543	2.000	3.234

图 4‐2‐26　Cox 回归分析

模型系数的 Omnibus 检验均 $P=0.000<0.05$，说明模型中至少有一个自变量的 HR 值不为 1，模型整体检验有统计学意义。性别、年龄、肿瘤大小、神经侵犯 P 均 <0.05，性别、年龄、肿瘤大小、神经侵犯是影响胃癌患者预后的独立因素。Exp(B) 为 HR，其中性别女性为保护因素，年龄、肿瘤大小、神经侵犯均为危险因素。

八、总结

本节详细地介绍了各类临床常用的统计学方法如何通过 SPSS 实现，熟练掌握这些操作是开展临床试验数据分析的基础，也是提高临床文章统计质量的前提。部分统计方法的举例受到篇幅和数据质量的限制，并不能很好地展示可能遇到的所有实际问题，另外一些高级的统计学方法如何通过 SPSS 实现也没有得到展示，这是本章节的局限性。然而如果读者是刚刚接触临床科研的新人，或是想要巩固自己的 SPSS 操作基础，本章节无疑可以很好地帮助到你们。

第三节　R 语言入门

一、R 语言的初识

1. R 语言概述

R 语言是用于统计分析、绘图的语言和操作环境，是一个用于统计计算和统计绘图的优秀工具。其功能和优点包括：数据的储存和处理；数组的运算；完整连贯的统计分析;优秀的统计制图;操纵数据的输入和输出等等。

R studio 是 R 语言的语言编辑器,是一个便于操作的环境。一般而言,都是先安装 R,再安装 Rstudio。

2. Rstudio 的安装和界面

R 的下载:https://www.r-project.org(图 4-3-1)。

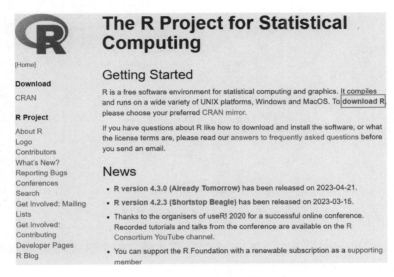

图 4-3-1　R 的下载

RStudio 的下载:https://posit.co/(图 4-3-2)。

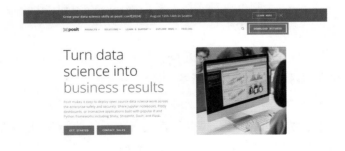

图 4-3-2　RStudio 的下载

R 官网上有不同操作系统的版本供大家下载。下载后解压压缩包,根据操作提示一步步往下就能完成安装。在桌面上会出现 R 和 RStudio 两个图标,这里及后文以 Mac 系统的界面向大家介绍。

现在看一下 Rstudio 的界面(图 4-3-3),整个界面分为四个部分。

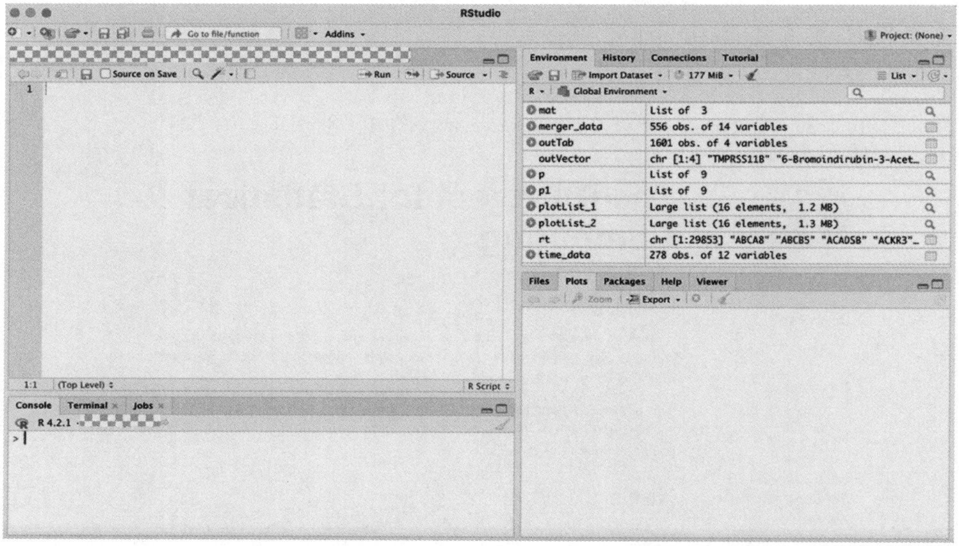

图 4-3-3　Rstudio 界面

Source Editor:位于左上角,这个部分是 R 语言的编辑区,也就是写代码的区域,可以保存、打开、运行写好的 R 语言代码。

Console:位于左下角,这个部分是 R 语言的主界面。可以直接输入指令获得执行结果,也可以看到编辑区程序的运行结果。

Workspace:位于右上角,核心部分是 Environment 和 History 标签,单击可以看到变量名和数据。

功能区:位于右下角,主要包括 Files、Plots、Packages、Help 标签。如果是绘制统计图的程序可以在这个区域看到程序绘制的统计图。

3. R 包的安装和使用

R 语言中有非常多的程序包,每个包都具有不同的功能。因此,学会如何下载和安装 R 包,后续才能调用这些包,实现想要的功能。

R 包的第一种安装方式是使用 RStudio 自带的功能区 Packages 标签下的 Install 或 Tools 菜单中的 Install packages 来下载并安装。

第二种安装方式是编辑语句 install. packages("R 包名")来安装 R 包。

如果提示打不开网站,则需要更改 packages 面板中 CRAN 镜像地址。

R 包使用时需要编辑语句 library("R 包名")调用 R 包。

下面展示安装和运行 survival 包的界面。

安装方法一(图 4 - 3 - 4):

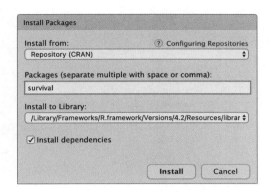

图 4 - 3 - 4　在 Packages 窗口安装包

安装方法二(图 4 - 3 - 5):

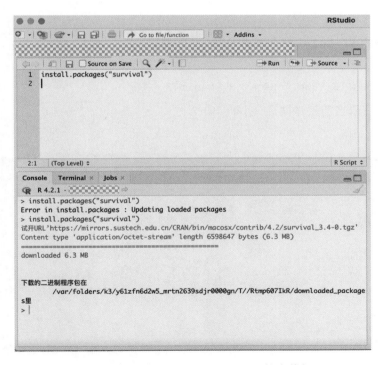

图 4 - 3 - 5　通过 install. packages 函数安装包

二、R 语言的基本操作

1. 工作空间设置

1）RStudio 中设置工作空间（图 4 - 3 - 6）

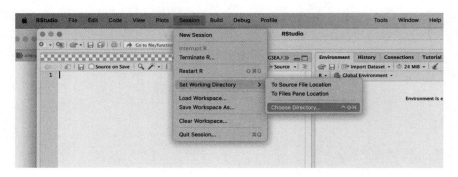

图 4 - 3 - 6　Rstudio 中的工作空间

2）命令行设置工作空间

♯：设置工作路径

＞setwd("D:/workspace/R/basic")

♯或

＞setwd("D:\\workspace\\R\\basic")

♯：获取当前工作路径（图 4 - 3 - 7）

＞getwd()

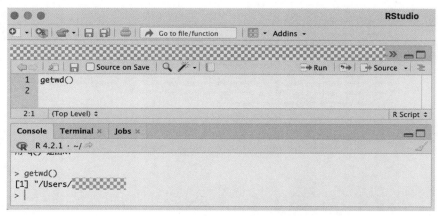

图 4 - 3 - 7　获取工作路径

2. 赋值与注释

1）赋值符号（图 4 - 3 - 8）

＜－：右侧赋值给左侧

＝：右侧赋值给左侧

－＞：左侧赋值给右侧

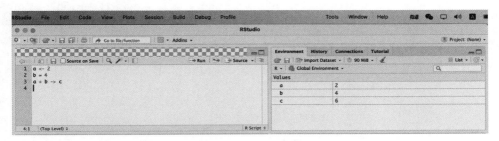

图 4 - 3 - 8 赋值操作

2）注释符号

♯：符号后的代码将不被运行，仅做注释

3）数学运算（图 4 - 3 - 9）

＋：加　　－：减　　*：乘　　/：除　　^：幂　　%%：余数　　%/%：整除

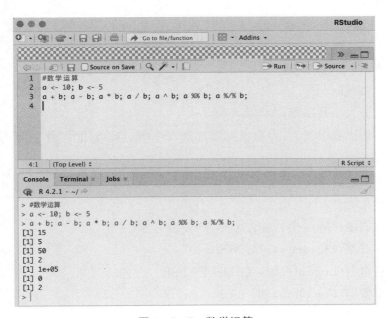

图 4 - 3 - 9 数学运算

4) 比较运算(图 4 - 3 - 10)

运算后给出判别结果(TRUE/FALSE)

>：大于　　　　　　<：小于

<=：小于等于　　　>=：大于等于

==：等于　　　　　！=：不等于

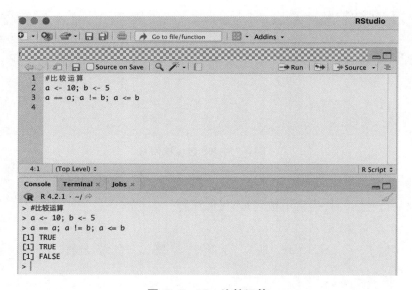

图 4 - 3 - 10　比较运算

3. 常用的 R 对象

1) 命名规则

① 区分大小写字母,A 与 a 不同

② 不能以数字开头,但数字可以出现在中间。可以用".”作为间隔,例如: diff. res1

③ 不要使用保留名称或 R 语言常用函数命名,如：NA,pi,month. abb,sum

2) 对象类型

① 数值型(Numeric),如：100、0、−3. 14

② 字符型(Character),如：“RStudio”

③ 逻辑型(Logical),如：TRUE、FALSE

④ 复数型(Complex),如：2＋3i

⑤ 向量(Vector)：一系列元素的组合

⑥ 数组（Array）：数组是 k 维的数据表

⑦ 矩阵（Matrix）：数组的一个特例，k＝2

⑧ 列表（List）：列表可以包含任何类型的对象

例 1（图 4‐3‐11）：

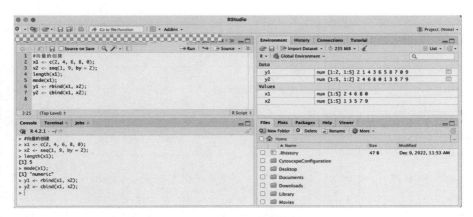

图 4‐3‐11　向量的创建

构建向量：c()/seq()

x1 采用第一种构建方法，括号内的数字为 x1 的内容。x2 采用第二种构建方法，从 1 到 9，每次增加 2。

length 函数求向量个数；mode 函数输出向量类型。

rbind 函数纵向合并两个向量；cbind 函数横向合并两个向量。

例 2（图 4‐3‐12）：

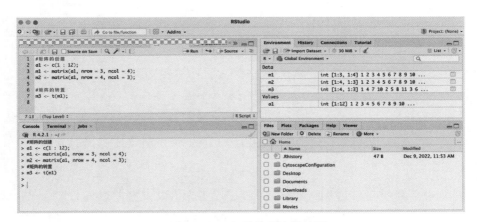

图 4‐3‐12　矩阵的创建及转置

矩阵 m1	矩阵 m2	矩阵 m3(转置 m1)
1 2 3	1 2 3 4	1 4 7 10
4 5 6	5 6 7 8	2 5 8 11
7 8 9	9 10 11 12	3 6 9 12
10 11 12		

4. 常用 R 函数

setwd( )	设置工作空间	sum( )	求和	median( )	中位数	log( )	自然对数
getwd( )	查看工作空间	min( )	最小值	summary( )	描述统计量	log(a,b)	以 b 为底的对数
length( )	长度	max( )	最大值	sd( )	标准差	log2( )	以 2 为底的对数
library( )	导入 R 包	mean( )	平均值	round( )	四舍五入	sqrt( )	平方根

5. 条件语句

If 语句：用来进行条件控制，执行不同的语句。若 condition 条件为真，则执行 A，否则执行 B。

if(condition){A}else{B}

6. 循环语句（图 4 - 3 - 13）

for(n in x){A}

while (condition) {A}

例：输出前 30 个斐波那契数列。

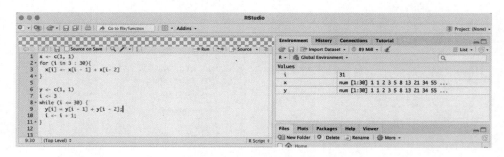

图 4 - 3 - 13　循环语句构建

三、数据的前期处理

1. 数据的读入

在 R 语言中,数据通常用数据框来表示。以矩阵或表格的形式读入,数据框的列可以包含多种数据类型,每列是一个变量,每行是变量的观测值。

1) 在 R 语言中处理表格

＞data( ) ＃查看 R 的内置数据集

可以看到 R 内置的数据集有很多,每个数据集都有具体的名称和描述。

如果想要具体看某个数据集的内容,可以直接输入数据集的名称调用。

可以看到,数据集是很大的,那怎么浏览数据框呢? 可以用到 head、tail 函数。

head(A—数据集名称,n—行数)用来观察某数据集 A 的前 n 行数据;tail(A—数据集名称,n—行数)用来观察某数据集 A 的后 n 行数据。

想要查看数据框的行列名,可以调用函数 names( )、rownames( )、colnames( )

通常情况下,都用 Excel 来处理表格,但是 Excel 的行列数有上限,超过上限无法进行操作。在 R 语言中,用 cbind( )、rbind( )进行数据的合并。cbind 是将新的一列加到原表格的后面,rbind 是将新的一行加到原表格的下面。

2) 原始数据的读入

通常情况下,我们需要处理的数据都是以 Excel 的形式保存的,我们需要将 Excel 读入 R 语言才能进行后续的数据分析操作。

读取文件通常用 read. table( )读入. txt 文件、read. csv( )读入. csv 文件。

＃读入 txt 文件

＞rt = read. table("文件名. txt",sep = "\t",header = T,check. names = F)

＃查看数据

＞head(rt)

3) 数据的计算及整合(图 4 - 3 - 14)

以 R 语言自带数据集 ChickWeight 为例,我们现在在原有数据基础上增加两列,一列为 weight. kg,一列为 time. month。

＞names(ChickWeight) ＃输出原有数据集的列名,有四个。

```
> names(ChickWeight)
[1] "weight" "Time"   "Chick"  "Diet"
> weight.kg <- ChickWeight$weight / 1000;
> time.month <- ChickWeight$Time / 30;
> final <- cbind(ChickWeight, weight.kg, time.month);
> head(final);
  weight Time Chick Diet weight.kg time.month
1     42    0     1    1     0.042 0.00000000
2     51    2     1    1     0.051 0.06666667
3     59    4     1    1     0.059 0.13333333
4     64    6     1    1     0.064 0.20000000
5     76    8     1    1     0.076 0.26666667
6     93   10     1    1     0.093 0.33333333
> |
```

图 4 - 3 - 14   数据整合及计算

＞weight. kg ♯将原先 weight 的数据/1000 变成以 kg 为单位的重量,列名为 weight. kg

＞time. month ♯将原先 Time 的数据/30 变成以月份为单位的时间,列名为 time. month

＞cbind(ChickWeight,weight. kg,time. month) ♯将原先四列和新的两列合并起来,新的数据集名字为 final

最后 head(final)输出 final 数据集的前 6 行。

4) 数据的可视化

通常,我们利用 R 中自带的 R 包作可视化处理,让数据更直观地表现出来。一般展现形式有箱图(图 4 - 3 - 15)、热图、火山图等。

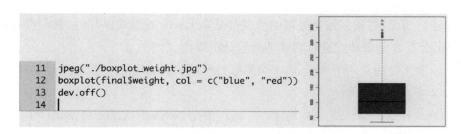

图 4 - 3 - 15   箱图的绘制

＞jpeg( ) ♯将绘制的统计图以 jpeg 形式保存

＞boxplot( ) ♯绘制箱图

5) 数据的输出

＞write. table(final, file = "文件名", col. name = TRUE, rownames =

FALSE, quote = "FALSE", sep = "\t")＃将 R 语言的数据集 final 以 txt
格式的文件输出。

2. 测序数据的下载与分析

测序数据下载

一般测序数据从 NCBI(http://www.ncbi.nlm.nih.gov/)等公共数据库下载。

NCBI，全称 National Center for Biotechnology Information(美国国立生物
技术信息中心)，由美国国立医学图书馆 NLM 和美国国立卫生研究院 NIH 共
同创办，成立于 1988 年。

NCBI 的资源列表包括有：Pubmed、GenBank、Gene、OMIM、PubChem、
GEO、SNP、BioSystems 等。

下面的分析以 NCBI 数据库中的 GSE84426 为例(图 4 - 3 - 16)。

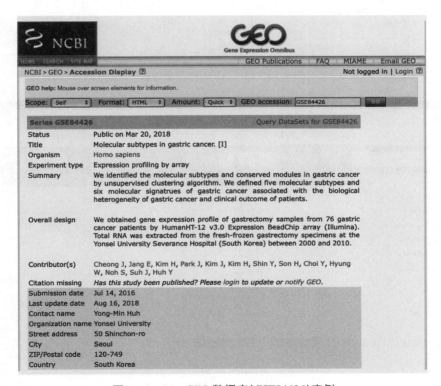

图 4 - 3 - 16　GEO 数据库(GSE84426)实例

GSE84426 是韩国 Yonsei University 针对胃癌分子分型上传的基因表达数
据集。NCBI 上的数据是原始数据，其基因编码规则、表达量等信息均需要进一

步的处理才能得到我们想要的数据框。

3. 肿瘤相关数据库

目前最常用的肿瘤相关数据库是 TCGA(https://portal. gdc. cancer. gov/)
(图 4 - 3 - 17、图 4 - 3 - 18)。

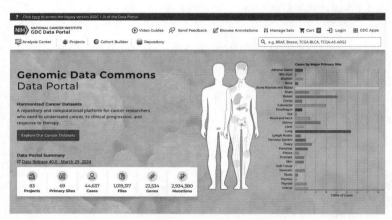

图 4 - 3 - 17　TCGA 数据库主页

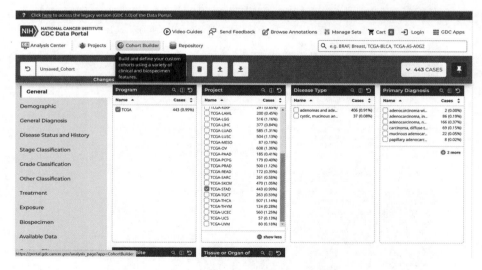

图 4 - 3 - 18　TCGA 数据检索和下载

除了将数据下载至本地后通过程序分析以外,TCGA 也提供了在线分析的
平台:cBioPortal(http://www. cbioportal. org/)和 GEPIA(http://gepia.
cancer—pku. cn/)。

下面列举一些 GEPIA 的功能(图 4 - 3 - 19)。

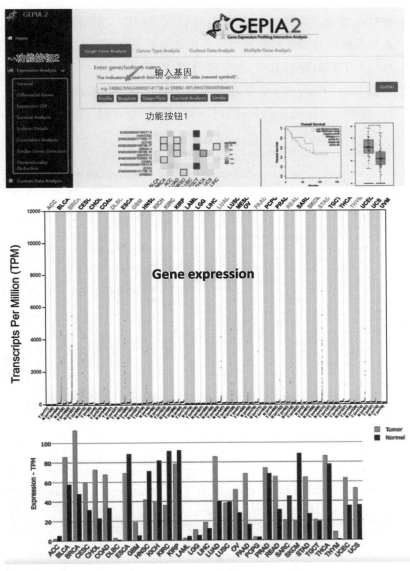

图 4 - 3 - 19　GEPIA 的常见功能

　　如果想要查询某基因在肿瘤中的表达水平,在输入想要查询的基因后,平台会显示出该基因在不同肿瘤中的表达水平。鼠标移到相应的肿瘤会有放大图显示。

　　同时,该网站也可以在线做生存分析、基因的相关性分析等。

四、R 语言挖掘 TCGA 数据

将 TCGA 数据下载到本地后，使用 R 语言进行进一步的挖掘和处理。

1. 基因在配对的正常和肿瘤组织之间的差异表达

从 TCGA 下载的患者 ID 号由 7 部分组成，第 4 部分 11 代表正常组织，01 代表肿瘤组织，我们通过 Excel 实现只取前 3 部分组合成患者新的 ID。

实现 miRNA 差异表达的 R 语言代码如图 4-3-20。

```
setwd("//自己的工作目录")     #设置工作目录
foldChange=1  #设置差异表达的阈值，log2FC>1，P<0.05
padj=0.05
library("edgeR")  #加载edgeR包，能实现差异分析的R包还有很多，读者可以自行上网学习
rt=read.table("miRNAmatrix.txt",sep="\t",header=T,check.names=F)  #改成自己的文件名，下
载后整理好的miRNA表达的矩阵文件
rt=as.matrix(rt)
rownames(rt)=rt[,1]
exp=rt[,2:ncol(rt)]
dimnames=list(rownames(exp),colnames(exp))
data=matrix(as.numeric(as.matrix(exp)),nrow=nrow(exp),dimnames=dimnames)
data=avereps(data)
data=data[rowMeans(data)>0,]
#group=c("normal","tumor","tumor","normal","tumor")
group=c(rep("normal",42),rep("tumor",410))    #按照癌症和正常样品数目修改，这里选取的是TC
GA-STAD数据库，由miRNA测序数据的共452例，其中正常42例，肿瘤组织410例。
design <- model.matrix(~group)
y <- DGEList(counts=data,group=group)
y <- calcNormFactors(y)
y <- calcNormFactors(y)
y <- estimateCommonDisp(y)
y <- estimateTagwiseDisp(y)
et <- exactTest(y,pair = c("normal","tumor"))
topTags(et)
ordered_tags <- topTags(et, n=100000)
allDiff=ordered_tags$table
allDiff=allDiff[is.na(allDiff$FDR)==FALSE,]
diff=allDiff
newData=y$pseudo.counts
write.table(diff,file="miRNA-edgerOut1.xls",sep="\t",quote=F)
diffSig = diff[(diff$FDR < padj & (diff$logFC>foldChange | diff$logFC<(-foldChange))),]
write.table(diffSig, file="diffSig1.xls",sep="\t",quote=F)  #生成差异表达miRNA的表格
diffUp = diff[(diff$FDR < padj & (diff$logFC>foldChange)),]
write.table(diffUp, file="up1.xls",sep="\t",quote=F)    #生成差异表达miRNA中上调miRNA的表
格
diffDown = diff[(diff$FDR < padj & (diff$logFC<(-foldChange))),]
write.table(diffDown, file="down1.xls",sep="\t",quote=F)  #生成差异表达miRNA中下调miRNA
的表格
normalizeExp=rbind(id=colnames(newData),newData)
write.table(normalizeExp,file="normalizeExp1.txt",sep="\t",quote=F,col.names=F)   #输出
所有miRNA校正后的表达值（normalizeExp.txt)
diffExp=rbind(id=colnames(newData),newData[rownames(diffSig),])
write.table(diffExp,file="diffmiRNAExp1.txt",sep="\t",quote=F,col.names=F)     #输出差异m
iRNA校正后的表达值（diffmiRNAExp.txt)
heatmapData <- newData[rownames(diffSig),]
pdf(file="vol.pdf")  #生成火山图volcano
xMax=max(-log10(allDiff$FDR))+1
yMax=12
plot(-log10(allDiff$FDR), allDiff$logFC, xlab="-log10(FDR)",ylab="logFC",
main="Volcano", xlim=c(0,xMax),ylim=c(-yMax,yMax),yaxs="i",pch=20, cex=0.4)
```

```
diffSub=allDiff[allDiff$FDR<padj & allDiff$logFC>foldChange,]
points(-log10(diffSub$FDR), diffSub$logFC, pch=20, col="red",cex=0.4)
diffSub=allDiff[allDiff$FDR<padj & allDiff$logFC<(-foldChange),]
points(-log10(diffSub$FDR), diffSub$logFC, pch=20, col="green",cex=0.4)
abline(h=0,lty=2,lwd=3)
dev.off()
```

图 4 - 3 - 20　实现 miRNA 差异表达的代码

实现生成热图的代码如图 4 - 3 - 21。

```
hmExp=log10(heatmapData+0.001)
library('gplots')
hmMat=as.matrix(hmExp)
pdf(file="heatmap.pdf",width=60,height=90)　#生成热图heatmap
par(oma=c(10,3,3,7))
heatmap.2(hmMat,col='bluered',trace="none")
dev.off()
```

图 4 - 3 - 21　实现生成热图的代码

要想实现 mRNA 的差异表达分析，只需要将 miRNA 差异分析中的 miRNA 的表达矩阵换成 mRNA 的表达矩阵再更改相对应的正常组织和肿瘤组织的数量即可。要注意的是，TCGA 中 miRNA 和 mRNA 的样本数量并不相同，下载后需要仔细核查一下。同时，数据分析后的可视化方式多种多样，这里只展示了火山图（图 4 - 3 - 22）和热图（图 4 - 3 - 23），其他图例的可视化，读者可以自行学习。

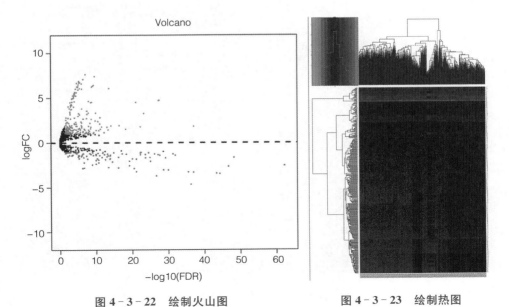

图 4 - 3 - 22　绘制火山图　　　　　**图 4 - 3 - 23　绘制热图**

2. 肿瘤组织特异的功能富集

富集分析(Enrichment Analysis),即基因富集分析,相比对照基因集合,分析一组差异表达基因中在统计学意义上显著涉及的基因功能、代谢途径等。基于高通量基因表达,通过富集分析,映射生物学注释,然后再提取共同特征。富集分析包括有 GO 功能、KEGG 通路、蛋白－蛋白的相互作用等等。在这里将详细叙述 GO 和 KEGG 的富集实现。

1) GO 功能富集分析(图 4 - 3 - 24)

基因本体(GO, Gene Ontology),其概念源于计算机领域。创建基因本体的初衷是希望提供一个可具有代表性的规范化的基因和基因产物特性的术语描绘或词义解释的工作平台,使生物信息学研究者对基因和基因产物的数据能够进行统一的归纳、处理、解释和共享。建立 GO 的目的有三,一是维护并开发基因及其产物的描述,使其规范化,二是对基因及其产物进行注释,并使注释数据易于理解和传播,三是提供能够利用这些功能注释的工具。

GO 的网站为:http://www.geneontology.org/

登录网站后,检索关键词"Apoptosis"(这里关注细胞凋亡方面的基因)。

点击感兴趣的 Term 可以进一步了解 Term Information。

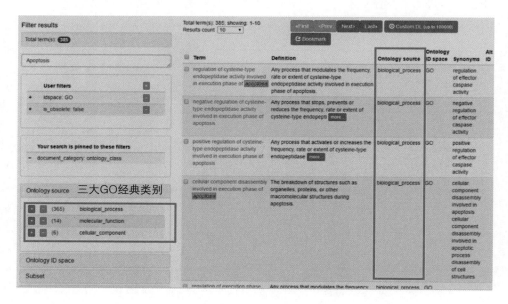

图 4 - 3 - 24　GO 分析网页

界面下有菜单栏,包括 Annotations,Graph Views 等。

Annotations 部分显示的是经 GO 功能注释的基因。

Graph Views 部分显示的是功能注释结构图,是有向无环图,箭头颜色表示不同关系。

2) KEGG 通路数据库(图 4-3-25～图 4-3-29)

京都基因与基因组百科全书(Kyoto Encyclopedia of Genes and Genomes, KEGG),网址为: https://www.genome.jp/kegg/,是由日本开发的资深生物

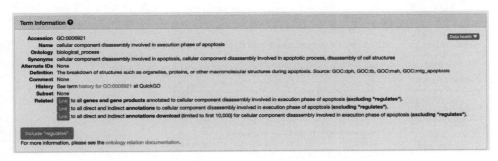

图 4-3-25　富集条目具体信息

	Gene/product	Gene/product name	Annotation qualifier	GO class (direct)	Annotation extension	Contributor	Organism	Evidence	Evidence with	PAN
☐	Cd24a	CD24a antigen		apoptotic nuclear changes	occurs in T cell	MGI	Mus musculus	IDA		signa cd24
☐	Hnf1a	HNF1 homeobox A		apoptotic nuclear changes		MGI	Mus musculus	ISO	RGD:3828	hepa facto
☐	Gper1	G protein-coupled estrogen receptor 1		apoptotic chromosome condensation		MGI	Mus musculus	ISO	RGD:619845	g-pro rece estro pthr2
☐	Gper1	G protein-coupled estrogen receptor 1		nuclear fragmentation involved in apoptotic nuclear change		MGI	Mus musculus	ISO	RGD:619845	g-pro rece estro pthr2
☐	Dedd2	death effector domain-containing DNA binding protein 2		apoptotic nuclear changes		MGI	Mus musculus	ISO	UniProtKB:Q8WXF8	deat dom prote
☐	CDK5RAP3	CDK5 regulatory subunit-associated protein 3		apoptotic nuclear changes		UniProt	Homo sapiens	IMP		cdk5 subu prote

Total annotations: 470; showing: 1-10
Results count 10

«First ‹Prev Next› Last» ⊕ Download

图 4-3-26　具体基因及通路

信息学资源，致力于解决基因组、代谢通路、信号通路和生物分子之间的关系，由人工读取文献信息绘制，可信度高。

这里以检索人类 ERBB2 信号通路为例。

KEGG 通路图的符号如图 4-3-30 所示。

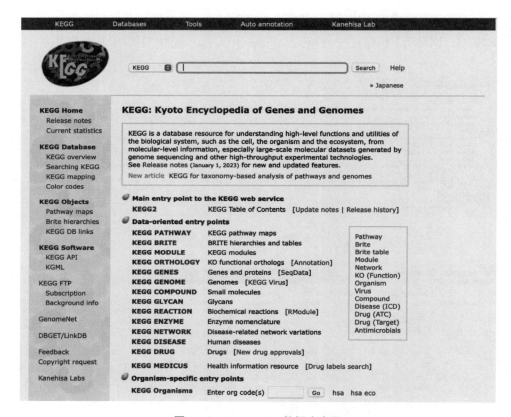

图 4-3-27　KEGG 数据库主页

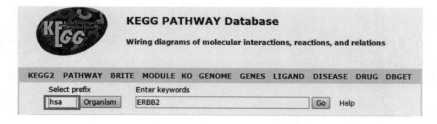

图 4-3-28　人 ERBB2 信号通路检索

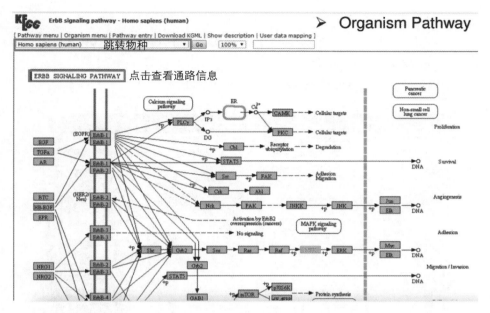

图 4 - 3 - 29　人 ERBB2 信号通路

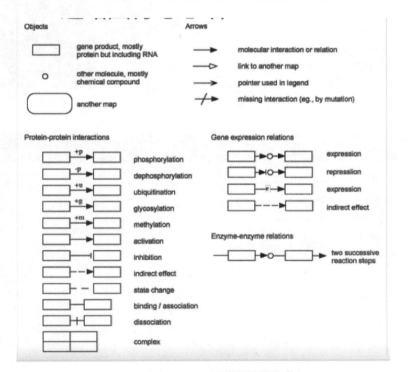

图 4 - 3 - 30　KEGG 通路图符号及含义

3) DAVID 富集分析（图 4-3-31～图 4-3-33）

DAVID 网站是一个理解生物注释的入门工具，网址为：https://david. ncifcrf.gov/选择功能注释类型。

选择不同的列表可以分别下载自己需要的文件。

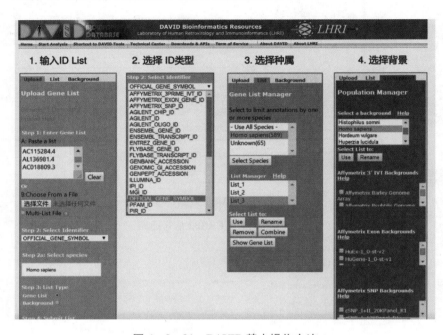

图 4-3-31　DAVID 基本操作方法

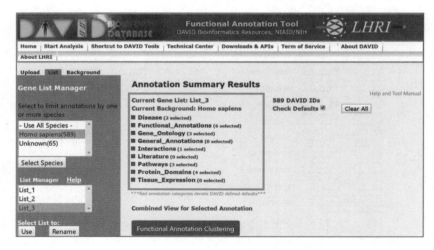

图 4-3-32　功能注释类型选择

Functional Annotation Chart

➤ KEGG功能注释列表

Help and Manual

Current Gene List: List_3
Current Background: Homo sapiens
589 DAVID IDs
▣ Options

Rerun Using Options	Create Sublist

44 chart records

📥 Download File

Sublist	Category	Term	RT	Genes	Count	%	P_Value	Benjamini
▣	KEGG_PATHWAY	Antigen processing and presentation	RT	▤	17	2.9	3.2E-10	8.3E-8
▣	KEGG_PATHWAY	Type I diabetes mellitus	RT	▤	13	2.2	1.2E-9	1.6E-7
▣	KEGG_PATHWAY	Allograft rejection	RT	▤	12	2.0	4.1E-9	3.5E-7
▣	KEGG_PATHWAY	Graft-versus-host disease	RT	▤	12	2.0	1.3E-8	8.6E-7
▣	KEGG_PATHWAY	Viral myocarditis	RT	▤	13	2.2	7.6E-8	3.9E-6
▣	KEGG_PATHWAY	Asthma	RT	▤	10	1.7	1.1E-7	4.7E-6
▣	KEGG_PATHWAY	Autoimmune thyroid disease	RT	▤	12	2.0	1.8E-7	6.6E-6
▣	KEGG_PATHWAY	Intestinal immune network for IgA production	RT	▤	10	1.7	7.1E-6	2.3E-4
▣	KEGG_PATHWAY	Staphylococcus aureus infection	RT	▤	13	2.2	1.4E-5	4.0E-4
▣	KEGG_PATHWAY	Neuroactive ligand-receptor interaction	RT	▤	26	4.4	2.6E-5	6.8E-4
▣	KEGG_PATHWAY	Leishmaniasis	RT	▤	11	1.9	5.0E-5	1.2E-3
▣	KEGG_PATHWAY	Rheumatoid arthritis	RT	▤	12	2.0	5.4E-5	1.2E-3
▣	KEGG_PATHWAY	Inflammatory bowel disease	RT	▤	10	1.7	7.5E-5	1.5E-3
▣	KEGG_PATHWAY	Phagosome	RT	▤	15	2.5	8.8E-5	1.6E-3
▣	KEGG_PATHWAY	Cell adhesion molecules	RT	▤	15	2.5	1.2E-4	2.2E-3
▣	KEGG_PATHWAY	Morphine addiction	RT	▤	11	1.9	2.2E-4	3.5E-3
▣	KEGG_PATHWAY	Protein digestion and absorption	RT	▤	11	1.9	6.0E-4	9.1E-3
▣	KEGG_PATHWAY	Nicotine addiction	RT	▤	7	1.2	7.9E-4	1.1E-2
▣	KEGG_PATHWAY	GABAergic synapse	RT	▤	10	1.7	8.3E-4	1.1E-2
▣	KEGG_PATHWAY	Influenza A	RT	▤	14	2.4	1.0E-3	1.3E-2
▣	KEGG_PATHWAY	Th1 and Th2 cell differentiation	RT	▤	10	1.7	1.1E-3	1.3E-2
▣	KEGG_PATHWAY	Toxoplasmosis	RT	▤	11	1.9	1.1E-3	1.4E-2
▣	KEGG_PATHWAY	Epstein-Barr virus infection	RT	▤	15	2.5	1.6E-3	1.8E-2
▣	KEGG_PATHWAY	Hematopoietic cell lineage	RT	▤	10	1.7	1.8E-3	1.9E-2

图 4 - 3 - 33　KEGG 功能注释列表

4) R 语言实现富集分析(图 4 - 3 - 34)

网站上多数是通路图和列表,因此需要借助 R 语言实现富集分析美观的可视化。

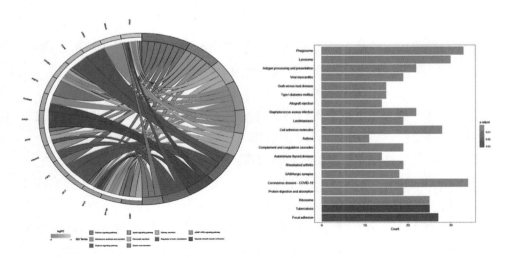

图 4 - 3 - 34　KEGG 分析结果展示

实现生成基因富集分析结果的可视化图表的代码如图 4 - 3 - 35。

```
#install.packages('GOplot')
library("GOplot")
id.fc <- read.table("KEGG.txt", header = T, sep = "\t", check.names = F) #读取kegg富
集结果文件
genelist <- read.table("gene-id.txt", header = T, sep = "\t", check.names = F) #读取
差异表达的基因的文件
circ <- circle_dat(id.fc, genelist)
termNum = 10 #限定term数目
geneNum = nrow(genelist) #限定蛋白数目
chord <- chord_dat(circ, genelist[1:geneNum, ], id.fc$Term[1:termNum])
pdf(file = "m6A-kegg.pdf", width = 15, height = 15)
GOChord(chord,
  space = 0.001, #基因之间的间距
  gene.order = 'logFC', #按照logFC值对基因排序
  gene.space = 0.25,  #基因名跟圈圈的相对距离
  gene.size = 3,  #基因名字体大小
  border.size = 0.1, #线条粗细
  process.label = 7.5) #term字体大小
dev.off()
termCol <- c("#223D6C", "#D20A13", "#FFD121", "#088247", "#58CDD9", "#7A142C", "#5D9
0BA", "#431A3D", "#91612D", "#6E568C", "#E0367A", "#D8D155", "#64495D", "#7CC767")
#设置颜色盘
pdf(file = "cluster.pdf", width = 11.5, height = 9)
GOCluster(circ.gsym,
  go$Term[1:termNum],
  lfc.space = 0.2, #倍数跟树间的空隙大小
  lfc.width = 1, #变化倍数的圆圈宽度
  term.col = termCol[1:termNum], #自定义term的颜色
  term.space = 0.2,  #倍数跟term间的空隙大小
  term.width = 1) #富集term的圆圈宽度
dev.off()
```

图 4 - 3 - 35　实现生成基因富集分析结果的可视化图表的代码

运行结果展示的是 KEGG 的圈图,当然网络上也有其他展示图的教程,如气泡图、条形图等,读者感兴趣可以自行学习。

3. 临床数据的下载和整理

TCGA 可以直接下载患者的临床数据,下载后的文件为 clinical. tsv,在进行下一步处理之前,需要用 Excel 做前期处理(图 4 - 3 - 36)。一般来说,直接下载后的临床信息表格涵盖很多信息,我们只需要选取自己关注的合成新的表格,比如 ID、age、gender、status、TNM 分期、生存时间等。值得一提的是生存时间需要自行计算,表格中包含有 days_to_death 和 days_to_last_follow_up 两部分,我们首先选取 death 一栏的时间,如果 death 数据缺失,可以选取 follow up 的时间,如果需要保证结果的准确性,则可将该患者排除在外。此外,生存状态需要用数字表示,一般而言,死亡用 1 表示,生存用 0 表示。

	id	futime	status	ABCA8	ABCB5	ACADSB	ACKR3	ADGRG2	AKAP2	AKAP6	ANK2	ANO4	AR	ATP1B2	ATP2B4
2	TCGA-BR-7722	466	1	644.937743	12.4365633	818.595786	1054.2234	65.4356961	27.1015453	412.689849	349.56352	1.16479197	160.135988	216.495901	4879.82399
3	TCGA-CG-5723	2496	0	166.679011	3.61717833	903.758627	1054.8300	244.567678	47.7533242	149.869437	528.409291	7.00804405	741.596864	90.2364326	5144.77408
4	TCGA-KB-A93H	1145	0	41.4251708	4.78642446	1031.89409	371.194125	31.9733553	8.33138448	105.255142	112.345373	8.3279407	20.1506841	94.6130826	2278.87542
5	TCGA-MX-A663	300	1	1483.84652	38.330703	1691.11203	3011.47629	156.312085	140.422233	994.786144	2327.81444	49.5794639	437.985133	735.695857	18151.7657
6	TCGA-D7-8575	554	1	1824.48953	30.0514494	1029.75911	486.877434	1496.34438	92.8902351	212.298633	437.972156	2.00184117	67.6704286	73.2615034	10609.2050
7	TCGA-VQ-A91X	289	1	52.2252007	8.03577373	553.373149	200.862332	58.2510709	4.01849725	182.784817	38.1648474	44.1874245	16.0702024	28.1219328	22535.2299
8	TCGA-CD-8534	367	0	1188.2809	35.683396	1268.3489	258.346343	355.05031	71.2401639	762.685027	998.057476	0.66940255	197.485718	282.193383	10018.6814
9	TCGA-KB-A93J	1124	0	57.6537218	4.19378739	199.79396	627.046403	985.523191	38.1386945	369.936677	170.510595	2.49782365	22.0144431	107.722488	6145.2541
10	TCGA-VQ-A8PE	675	0	82.1246275	1.26346221	816.773864	1288.48258	86.2111094	130.506277	143.28632	693.787833	4.65340537	148.064928	71.251812	6204.5604
11	TCGA-HU-A4G2	739	0	71.8229955	3.83662668	1392.52646	2096.72215	25.7162682	31.9698083	95.2229229	177.318381	31.2881679	85.2392396	89.7...	8597.5851
12	TCGA-BR-A44U	422	1	103.894796	16.0394108	622.811443	1081.7984	54.6624652	21.3987528	288.828715	157.117489	38.4841585	204.970871	151.764965	4448.201
13	TCGA-IN-8663	103	0	35.9554243	0	135.832638	7026.3665	27.9652178	21.9725825	210.740558	142.824028	0	30.9615388	45.9431139	15446.0133
14	TCGA-BR-8289	81	1	630.779763	18.6108796	2140.51733	969.503763	368.865589	107.345661	524.74293	919.503625	153.942284	183.302709	122.602061	12354.2229
15	TCGA-CG-5724	366	1	50.8753782	11.3910706	469.53119	1081.21611	77.6553123	59.3034529	50.8764564	97.3943567	4.35932396	79.0715698	55.1108903	5782.28312
16	TCGA-BR-A4IV	869	1	2599.09862	6.58419486	1904.74678	2082.81509	182.604222	293.386432	6007.91588	7831.80042	15.9943437	724.851651	747.008937	71358.1407
17	TCGA-BR-A4J8	411	0	484.205485	9.79543137	852.674485	991.775551	95.9207341	22.6529702	1150.06827	1158.41282	2.72980044	321.196815	523.951576	11926.5779
18	TCGA-VQ-A8PU	832	1	111.076319	0.10170986	917.462164	178.067503	332.705306	7.24312522	69.8284857	143.786855	5.14762937	54.1846429	72.6724292	4214.24687
19	TCGA-RD-A7BW	156	1	1814.62507	211.859584	1064.71867	1674.07086	307.124076	156.591299	2245.24421	2792.41296	81.6554443	631.906375	907.687208	27891.6215
20	TCGA-BR-7716	1210	0	305.28091	4.14188499	1725.42626	1051.00964	277.66221	111.559231	223.073662	607.259626	3.30348105	1167.93497	108.159037	9863.58077
21	TCGA-D7-6522	566	0	1325.5106	63.5702685	880.375142	5014.25689	191.458416	227.694156	199.334899	2876.30157	15.6851231	471.309074	315.117424	9898.11827
22	TCGA-F1-6875	2197	1	77.727174	6.70547669	2095.15254	883.928882	50.8538093	7.66537525	351.261144	286.954307	14.3876657	22.0616243	69.0893369	857.051091
23	TCGA-IN-A6RJ	379	0	184.327279	3.12068549	1439.07483	1504.41499	10.9959761	5.74194506	685.309836	192.212744	3.12068971	322.93766	60.9270697	8767.16633
24	TCGA-F1-A72C	346	0	140.917684	13.4108346	1165.64377	71.7051212	24.3544705	115.456439	1466.48789	164.420139	0	116.626422	171.246191	3904.04153
25	TCGA-VQ-A8E7	1138	0	251.083662	9.622119	1357.4413	1255.60048	28.9351917	45.6232743	298.501955	586.504222	10.50312	84.2529992	104.45104	12101.252
26	TCGA-BR-A6F2	476	0	217.315705	2.56714669	1194.57092	987.652107	82.5560177	42.5633281	207.75237	620.741155	3.43575859	85.1619085	119.246191	5364.35304
27	TCGA-CD-8533	468	0	174.585827	13.5128854	2825.74216	553.890343	72.630281	102.620303	1146.16011	1281.98928	38.1630023	441.904007	95.7436009	3679.9840
28	TCGA-IN-A7NR	198	0	761.658386	8.1958236	754.386177	584.545013	103.361348	62.1233108	386.33319	494.489922	3.05208802	411.420631	167.594457	8316.58747

图 4 - 3 - 36　TCGA 患者生存时间、生存状态、基因表达矩阵

4. 单因素 Cox 回归分析（图 4 - 3 - 37）

Cox 回归分析，以生存结局和生存时间为应变量，可同时分析多种因素对生存期的影响，可以分为单因素和多因素 Cox 回归分析。以胃癌为例，一般选择两组人群，一组是患病组，即胃癌组，另一组是对照组，即非胃癌组/健康组，两组人群必定具有不同的体征与生活方式，因此导致了患和不患胃癌两种情况。因变量为是否患胃癌，值为"是"或"否"（1 或 0），自变量就为两组人群不同的体征和生活方式，包括年龄、性别、饮食习惯、幽门螺杆菌感染等多种因素，但要注意的是，在分析时由于是单因素，只能选择其中的一个自变量进行分析。通过Logistic 回归分析，可以得到自变量的权重，一般会设置一个 P 值，代表是否具

	A	B	C	D	E	F	G
1	miRNAname	HR	P				
2	ABCA8	1.08368309	0.17151587				
3	ABCB5	1.09680319	0.16171422				
4	ACADSB	0.81497086	0.23455872				
5	ACKR3	1.4165911	0.00860829				
6	ADGRG2	1.08373239	0.3069521				
7	AKAP2	1.08612059	0.39407387				
8	AKAP6	1.11928661	0.11048905				
9	ANK2	1.06959332	0.33691884				
10	ANO4	1.16486313	0.05544134				
11	AR	1.08359217	0.19597858				
12	ATP1B2	1.14769502	0.09383514				
13	ATP2B4	1.12086746	0.26985669				
14	BCAS1	1.00513494	0.92764499				
15	BDH2	1.26940724	0.13080109				
16	CAB39L	0.0168752	0.42969891				

图 4 - 3 - 37　候选基因的单因素 Cox 回归分析结果

有差异性,从而可以大致了解到底哪些因素是胃癌的危险因素。

由于我们需要做的是某些基因的表达水平对患者生存的影响,因此在进行单因素分析之前,我们需要两个文件,一个是候选基因的表达矩阵,一个是患者的生存表格。先将两个表格合并,形成一个新的表格,每一行代表一个患者,前两列是生存信息和生存时间,后面每列是每个基因的表达水平。

实现单因素 Cox 回归分析的代码如图 4-3-38。

```
dir = "//……//"      #根据文件所在目录设置
setwd(dir)
library(dplyr)
library(survival)
inputfile="…….txt"   #合并后的表格文件
miRNA<-read.table(inputfile,header=T,sep="\t",row.names = 1,check.names = F)
miRNAEXP=log2(miRNA[,3:ncol(miRNA)]+1)    #将表格中的基因表达量统一,这里的3表示基因
表达前有三列,一列是id,一列是生存状态,一列是生存时间。如果还需要分析其他临床因素,
如分期等,根据所添加的列数进行修改。
miRNA=cbind(miRNA[,1:2],miRNAEXP)    #这里是合并,根据上一行中的列数-1调整数量。
miRNA[,"futime"]=miRNA[,"futime"]/365    #生存时间用年为单位
coxR=data.frame()
coxf<-function(x){
  fmla1 <- as.formula(Surv(futime,status)~miRNA[,x])
  mycox <- coxph(fmla1,data=miRNA)
}
for(a in colnames(miRNA[,3:ncol(miRNA)])){
  mycox=coxf(a)
  coxResult = summary(mycox)
  coxR=rbind(coxR,cbind(miRNAname=a,HR=coxResult$coefficients[,"exp(coef)"],
  P=coxResult$coefficients[,"Pr(>|z|)"]))
}  #每一个基因做一次单因素分析的循环
write.table(coxR,"coxResult.txt",sep="\t",row.names=F,quote=F)    #结果输出为一个coxR
esult.txt的文件
```

图 4-3-38 实现单因素 Cox 回归分析的代码

其中,$P < 0.05$ 表示单因素是具有统计学意义的变量,也可以放宽到 0.1,可以避免遗漏一些可能有意义的重要变量,筛选出单因素结果可以进行下一步的多因素回归分析。其中 HR(hazard ratio),代表风险率,HR 越高,表示这一因素对结局的发生风险度更高。

5. 多因素 Logistic 回归分析和森林图

和单因素 Logistic 回归分析类似,多因素 Logistic 回归分析用于探讨多种因素对结果的作用效果(图 4-3-39)。还是以胃癌为例,在分析时,可以将年龄、性别、饮食习惯、幽门螺杆菌感染等多种因素一起分析,其共同影响了结局胃癌的发生。通常,单因素为初筛,多因素为进一步的筛选。森林图是多因素 Logistic 回归分析的可视化结果(图 4-3-40)。

```
n= 278, number of events= 117

                 coef exp(coef) se(coef)        z Pr(>|z|)
age           0.03501   1.03563  0.01071    3.270 0.001074 **
m             0.69304   1.99979  0.43362    1.598 0.109981
n             0.12324   1.13116  0.12746    0.967 0.333599
t             0.14402   1.15491  0.16392    0.879 0.379626
stage         0.16009   1.17362  0.22370    0.716 0.474204
ACKR3         0.30811   1.36086  0.10705    2.878 0.003997 **
DUSP13        0.24468   1.27722  0.06448    3.795 0.000148 ***
NPTX1         0.09648   1.10129  0.03840    2.513 0.011980 *
TMPRSS11B    -0.08865   0.91516  0.04880   -1.817 0.069256 .
---
Signif. codes:  0 '***' 0.001 '**' 0.01 '*' 0.05 '.' 0.1 ' ' 1

             exp(coef) exp(-coef) lower .95 upper .95
age             1.0356     0.9656    1.0141     1.058
m               1.9998     0.5001    0.8548     4.678
n               1.1312     0.8840    0.8811     1.452
t               1.1549     0.8659    0.8376     1.593
stage           1.1736     0.8521    0.7570     1.819
ACKR3           1.3609     0.7348    1.1033     1.679
DUSP13          1.2772     0.7830    1.1256     1.449
NPTX1           1.1013     0.9080    1.0215     1.187
TMPRSS11B       0.9152     1.0927    0.8317     1.007

Concordance= 0.679  (se = 0.027 )
Likelihood ratio test= 52.26  on 9 df,   p=4e-08
Wald test            = 50.98  on 9 df,   p=7e-08
Score (logrank) test = 51.88  on 9 df,   p=5e-08
```

图 4 - 3 - 39　多因素 Logistic 回归分析

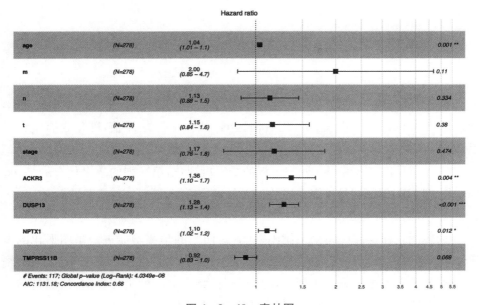

图 4 - 3 - 40　森林图

在筛选出单因素 Cox 回归分析有意义的基因后,相当于缩小了对生存期有影响的基因,之后要分析这些因素共同对生存结果的影响。首先,我们需要将单因素分析时的表格筛减成只有单因素分析中有显著意义基因的表达矩阵,格式不变,依旧是每一行代表一个患者,前两列是生存信息和生存时间,后面每列是每个基因的表达水平。

实现多因素 Logistic 回归分析的代码如图 4-3-41。

```
library(survival)
inputfile="…….txt"    # 读入表格文件
miRNA<-read.table(inputfile,header=T,sep="\t",row.names = 1,check.names = F,stringsA
sFactors = F)
miRNAEXP=log2(miRNA[,3:ncol(miRNA)]+1) # 将表格中的基因表达量统一，这里的3表示基因表
达前有三列，一列是id，一列是生存状态，一列是生存时间。如果还需要分析其他临床因素，如
分期等，根据所添加的列数进行修改。
miRNA=cbind(miRNA[,1:2],miRNAEXP)      # 这里是合并，根据上一行中的列数-1调整数量。
miRNA[,"futime"]=miRNA[,"futime"]/365  # 生存时间用年为单位
fmla1 <- as.formula(Surv(futime,status) ~.)
mycox <- coxph(fmla1,data=miRNA)
risk_score <- predict(mycox,type="risk",newdata=miRNA)
risk_level <- as.factor(ifelse(risk_score>median(risk_score),"High","Low"))
write.table(cbind(id=rownames(cbind(miRNA[,1:2],risk_score,risk_level)),cbind(miRNA
[,1:2],risk_score,risk_level)),"risk_score.txt",sep="\t",quote=F,row.names=F)    #
输出生存风险表格，High和Low根据所有的风险评分中间值划定
summary(mycox)    # 输出多因素cox回归结果
library(survminer)
pdf("…….pdf", 13, 8)   # 绘制森林图
ggforest(mycox,fontsize = 1)
dev.off()
```

图 4-3-41 实现多因素 Logistic 回归分析的代码

其中,最左边一列是纳入分析的多因素,exp(coef)相当于单因素中的 HR,lower.95 和 upper.95 代表 95% 的置信区间,最后一列为 P 值,即是否有统计学意义。

森林图是将多因素 Cox 回归分析的结果可视化,第三列的数字代表的是 exp(coef),即 HR,下面括号里表示的是 95% 的置信区间,最后一列依旧是 P 值。

6. 列线图及校准曲线

列线图是根据回归结果绘制出来的,对回归的预测功能进行了图形化的展示,可以用以评价预测模型结果的好坏(图 4-3-42)。在多因素分析后,具有统计学意义的因素被挑选出来用于构建预测模型。前期的工作类似,依旧是筛选多因素有意义的因素,形成一个新的表格,格式同前。

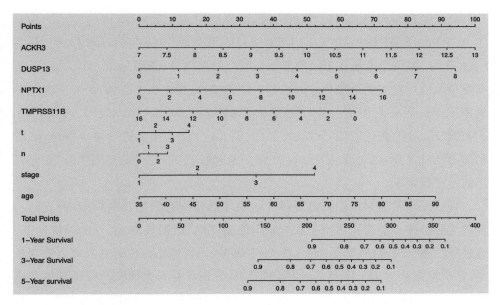

图 4‑3‑42　列线图

实现 nomogram 预测模型（列线图）的代码如图 4‑3‑43。

```
library(survival)
library(SparseM)
library(rms)

inputfile="…….txt"    # 读入表格数据
miRNA<-read.table(inputfile,header=T,sep="\t",row.names = 1,check.names = F,stringsA
sFactors = F)
miRNAEXP=log2(miRNA[,8:ncol(miRNA)]+1)    # 将表格中的基因表达量统一，这里的8表示基因
表达前有八列，一列是id，一列是生存状态，一列是生存时间，一列是年龄，一列是M分期，一
列是N分期，一列是T分期，一列是TNM分期。
miRNA=cbind(miRNA[,1:7],miRNAEXP)
miRNA[,"futime"]=miRNA[,"futime"]/365    # 生存时间用年为单位
ddist <- datadist(miRNA)
options(datadist='ddist')
cox2 <- cph(Surv(futime,status) ~ ACKR3 + DUSP13 + NPTX1 + TMPRSS11B + t + n + stage
+ age ,surv=T,x=T, y=T,data=miRNA)    # 这里修改成纳入模型构建的因素
surv <- Survival(cox2)
sur_1_year<-function(x)surv(1,lp=x)    # 1年生存
sur_3_year<-function(x)surv(3,lp=x)    # 3年生存
sur_5_year<-function(x)surv(5,lp=x)    # 5年生存
nom_sur<- nomogram(cox2,fun=list(sur_1_year, sur_3_year, sur_5_year),lp= F,
  funlabel=c('1-Year Survival','3-Year Survival','5-Year survival'),
  maxscale=100,
  fun.at=c('0.9','0.8','0.7','0.6','0.5','0.4','0.3','0.2','0.1'))
plot(nom_sur)
```

图 4‑3‑43　实现 nomogram 预测模型（列线图）的代码

列线图最左列的名称包括三类：预测模型中的变量名称（图中展示的为基因 ACKR3、DUSP13、NPTX1、TMPRSS11B、T 分期、N 分期、TNM 分期和年龄 age）、得分（即每个变量在不同取值下所对应的单项分、总得分 Total points＝所有变量取值后对应的单项分数的总和）、预测概率（图中有 1 年、3 年、5 年的生存概率）。假设一位患者，我们先根据他的基因 ACKR3、DUSP13、NPTX1、TMPRSS11B 的表达量、T 分期、N 分期、TNM 分期和年龄进行单个评分，然后相加得到总评分，在对应的 points 处做一条竖线，就可以得到患者 1 年、3 年、5 年的生存概率了。

列线图通常需要足够数量的研究对象才能建立有效的预测模型，建立后一般也需要验证。通常的评价方式有：内部验证法、图形校准法、外部验证法等。这里展示图形校准法，其原理是，首先利用列线图预测出每位研究对象的生存概率，并从低到高排成一个队列，将队列分组，分别计算每组研究对象预测生存概率和相应的实际生存概率的均值，并将两者结合起来作图得到若干个校准点，将点连接起来得到预测校准曲线（图 4 - 3 - 44）。理论上标准曲线是一条通过坐标原点、斜率为 1 的直线，校准曲线越贴近标准曲线说明列线图的预测能力好。R语言可以轻松实现这一功能。

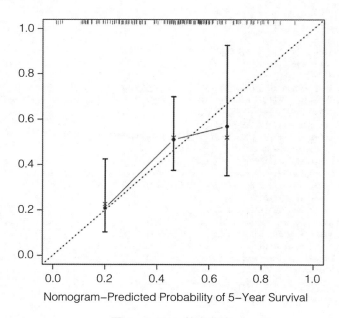

Nomogram-Predicted Probability of 5-Year Survival

图 4 - 3 - 44　校准曲线

实现生存分析模型校准曲线的代码如图 4-3-45。

```
library(survival)
library(rms)

inputfile="…….txt"    # 读入表格数据
miRNA<-read.table(inputfile,header=T,sep="\t",row.names = 1,check.names = F,stringsA
sFactors = F)
head(miRNA)
miRNAEXP=log2(miRNA[,8:ncol(miRNA)]+1)
miRNA=cbind(miRNA[,1:7],miRNAEXP)
miRNA[,"futime"]=miRNA[,"futime"]/365
ddist <- datadist(miRNA)
options(datadist='ddist')
units(miRNA$futime) <- "Year"
cox1 <- cph(Surv(futime,status == 1) ~ ACKR3 + DUSP13 + NPTX1 + TMPRSS11B + t + n +
stage + age ,surv=T,x=T, y=T,time.inc = 5 ,data=miRNA)    # 这里是5年的生存概率的校
准，可以根据时间修改，注意单位是年
cal <- calibrate(cox1, cmethod="KM", method="boot", u = 5, m = 35, B = 1000)    # m
代表每组的人数，一般将总人数除以3
pdf("calibrate5.pdf")    # 结果 "calibrate5.pdf"
plot(cal,lwd=2,lty=1,errbar.col="black",xlim = c(0,1),ylim = c(0,1),xlab="Nomogram-
Predicted Probability of 5-Year Survival",ylab="Actual 5-Year Survival",col="blue",s
ub=F)    # 根据实际年份修改
mtext("")
box(lwd = 0.5)
abline(0,1,lty = 3,lwd = 2,col = "black")
dev.off()
```

图 4-3-45 实现生存分析模型校准曲线的代码

7. ROC 生存曲线的绘制(图 4-3-46)

ROC 曲线,全称受试者工作特征曲线(Receiver Operating Characteristic Curve),反映预测模型在选取相同阈值或不同阈值时模型敏感性和准确性的走向,也将该曲线称为感受性曲线(sensitivity curve)。ROC 生存曲线是使用生存数据进行时间依赖绘制的曲线。

先了解几个基本概念:

真阳性率(TPR,True positive rate),也称灵敏度(Sensitivity):实际阳性样本被正确判断为阳性的个数/所有实际为阳性样本的个数,即真的确实为真的。

假阳性率(FPR,False positive rate):实际阴性样本被错误判断为阳性的个数/所有实际为阴性样本的个数,即假的被认为真的。FDR=1—特异度(Specificity)。

ROC 曲线是以 FPR 为横坐标,TPR 为纵坐标绘制出来的曲线,反映敏感性与特异性之间的关系。X 轴越接近零准确率越高,纵坐标 Y 轴越大代表准确率越好。

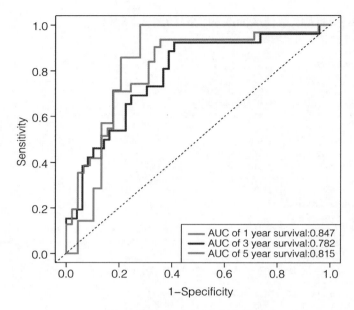

图 4 - 3 - 46　ROC 生存曲线

曲线将整个图划分成了两部分，曲线下方的面积称为 AUC（Area Under Curve），表示预测的准确性，曲线下方面积越大，AUC 越高，说明预测的准确性越高。一般认为 AUC 值大于 0.7 的模型比较有意义。

实现 ROC 生存曲线的代码如图 4 - 3 - 47。

```
library(survival)
library(timeROC)
miRNA <- read.table("risk_score.txt", header = T, sep = "\t") #读入的文件是多因素分
析中输出的risk_score文件
predict_1_year <- 1
predict_3_year <- 3
predict_5_year <- 5
ROC <- timeROC(T = miRNA$futime, delta = miRNA$status, marker = miRNA$risk_score, ca
use = 1, weighting = "marginal", times = c(predict_1_year, predict_3_year, predict_5
_year), ROC = TRUE)
pdf("ROC.pdf") #结果 "ROC.pdf"
plot(ROC, time = predict_1_year, col = "red", title = FALSE, lwd = 3)
plot(ROC, time = predict_3_year, col = "blue", add = TRUE, title = FALSE, lwd = 3)
plot(ROC, time = predict_5_year, col = "green", add = TRUE, title = FALSE, lwd = 3)
legend("bottomright", c(paste("AUC of 1 year survival: ", round(ROC$AUC[1], 3)), pas
te("AUC of 3 year survival: ", round(ROC$AUC[2], 3)), paste("AUC of 5 year surviva
l:", round(ROC$AUC[3], 3))), col = c("red", "blue", "green"), lwd = 3)
dev.off()
```

图 4 - 3 - 47　实现 ROC 生存曲线的代码

第四节　论文的结构及撰写规范

一、论文类型概述

1. 论著（Article）

一篇原创性研究论文，通常是对一个特定问题的深入探究和解答。一篇论著的结构通常包括引言、方法、结果、讨论、结论和参考文献等部分，旨在证明作者提出的假设或研究问题的答案。论著通常被认为是最基本的学术论文类型。

2. 综述（Review）

是对一个特定主题或领域的综合总结和分析。一篇综述应该涵盖最新的研究进展和理论成果，并分析不同研究结果之间的差异和联系。综述可以是系统性综述（systematic review）、Meta 分析（meta-analysis）或者传统文献综述（traditional review），通常被用于评估特定主题或领域的研究现状和未来方向。

3. Letter

是一种比较短小的论文形式，通常比正式的论文短得多。Letter 可以包括研究结果的简要描述、对某个问题的提出或者是对另一篇学术论文的评论。Letter 通常是发送给学术期刊的一封信件形式的文章，因为其长度短小、简明扼要，更容易引起读者的注意。

4. Correspondence

也是一种简短的学术论文形式，通常用于回应其他人发表的论文或提出的问题。Correspondence 的结构通常包括一些背景信息和对原始论文的评论或补充。Correspondence 有时也可以被视为 Letter 的一种扩展形式。

5. Comment

是对其他学术论文的评论或批评。Comment 通常关注某个特定问题或原始论文的方法、结果、结论等方面，也可以提供与原论文不同的观点和解释。Comment 也被广泛应用于科学研究领域，以促进学术讨论和进一步的研究。

6. 不同形式论文的特点

1）不同点

（1）论著和综述通常是较长的学术论文形式，需要对问题进行深入探究和分析；而 Letter、Correspondence 和 Comment 通常较短，专注于一个特定的问题或对其他论文的评论。

（2）论著和综述通常着重于作者的研究发现，旨在证明或推翻一个假设或提出的研究问题；而 Letter、Correspondence 和 Comment 通常着重于对其他论文或某个问题的评论或回应。

（3）论著和综述通常需要进行详细的方法、数据和分析，以支持研究结论；而 Letter、Correspondence 和 Comment 通常关注某个问题或其他论文的具体方面，并提供相关评论或回应。

2）相同点

（1）所有这些学术论文类型都需要遵循特定的学术规范，包括正确的引用、格式和语法。

（2）所有这些学术论文类型都需要遵循特定的结构，例如引言、方法、结果、讨论和结论等部分。

（3）所有这些学术论文类型都需要具备独立思考和独立写作的能力，以满足学术界的要求。

二、常见论文的基本格式和规范要求（以论著和综述为例）

1. 论著（Article）

1）封面和标题

学术论文的封面和标题是其外部形式的重要部分，应该符合规范要求。一般来说，学术论文的封面应该包括以下信息：

（1）论文题目：应该简明扼要地概括论文的内容，符合学术规范和学科特点。

（2）作者信息：应该包括作者姓名、单位、联系方式等信息。其中，单位应该为作者所在的学术机构，联系方式可以包括邮箱地址、电话号码等。

（3）发表期刊信息：应该包括期刊名称、期号、出版日期等信息。其中，期刊名称应该符合学术规范，期号和出版日期应该准确无误。

2）摘要和关键词

摘要和关键词是学术论文中的重要组成部分，能够为读者提供文章的核心内容和主旨。一般来说，摘要应该包括以下内容：

（1）研究目的：介绍研究的目的和意义。

（2）研究方法：介绍研究所采用的方法和技术。

（3）研究结果：介绍研究的主要结果和发现。

（4）结论：总结文章的主要结论和贡献。

同时，摘要应该控制字数，避免出现过多的细节和具体数据。

关键词应该符合论文的主题和研究方向，一般来说应该控制在 3～5 个关键词，具有代表性和准确性。

3）引言

引言是论文中的重要组成部分，能够为读者提供研究的背景和现状，说明研究的重要性和意义，同时阐述文章的研究目的和假设。一般来说，引言应该包括以下内容：

（1）研究领域：介绍论文所涉及的研究领域和研究现状。

（2）研究问题：阐明文章要解决的研究问题和研究目的。

（3）研究方法：介绍文章所采用的研究方法和技术。

（4）研究意义：说明文章的研究意义和贡献。

引言应该简明扼要、有逻辑性和层次感，能够为读者提供足够的背景信息和研究动机。同时，引言也应该避免出现冗长和不必要的细节信息，保持简洁明了。

4）正文

正文是论文的主体部分，是作者对研究问题进行深入探讨和论证的重要环节。一般来说，正文应该包括以下内容：

（1）研究方法：介绍所采用的研究方法和技术。

（2）实验设计：阐明实验的设计和实施过程。

（3）结果分析：对实验结果进行详细分析和讨论。

（4）结论：总结文章的主要结论和贡献。

正文应该具有逻辑性和条理性，结构清晰、易于理解。同时，需要注意文中的数据、引用和参考文献应该准确，避免出现错误或遗漏。

5）参考文献

参考文献是论文中的重要组成部分，能够为读者提供文章中所引用的文献信息和证明文章的可靠性和真实性。一般来说，参考文献应该符合以下要求：

（1）格式统一：参考文献的格式应该统一，符合学术规范和期刊要求。

（2）引用准确：所引用的文献应该准确，避免出现错误或遗漏。

（3）数量适宜：参考文献数量应该适宜，能够证明文章的可靠性和真实性。

参考文献的格式和要求可以参考所投稿的期刊要求或学术规范。

6）结尾

结尾是论文的收尾部分，能够为读者提供文章的总结和展望，表达作者对研究问题的深刻思考和未来工作的展望。一般来说，结尾应该包括以下内容：

（1）总结：对文章的研究内容和结论进行总结。

（2）不足：对文章中存在的不足和局限进行分析和总结。

（3）展望：对未来的研究方向和工作进行展望和规划。

结尾应该简明扼要、有条理性和逻辑性，能够增强文章的完整性和可读性。

2. 综述（Review）

1）综述的基本格式

综述一般包括以下几个部分：① 摘要：介绍研究背景、目的、方法、结果和结论等。② 引言：简要介绍研究领域的背景和研究问题，概述综述的目的和方法。③ 文献回顾：对当前研究领域的相关文献进行回顾和评价。④ 分析和讨论：对文献进行分析和讨论，总结出研究领域的主要趋势和问题，并提出进一步研究的建议。⑤ 结论：总结综述的主要观点和结论，并提出对未来研究的建议。⑥ 参考文献：列出综述所引用的所有文献。

2）综述的规范要求

综述的撰写应该符合学术出版社的要求，并且应该具有一定的规范性和科学性。① 撰写语言应该规范、清晰、简练。② 综述的标题应该具有描述性和概括性。③ 摘要应该简明扼要地介绍研究的背景、目的、方法、结果和结论等。④ 引言应该简要介绍研究领域的背景和研究问题，并概述综述的目的和方法。⑤ 文献回顾应该全面、详细地回顾和评价研究领域的相关文献，包括最新的研究进展和趋势。⑥ 分析和讨论应该对文献进行分析和讨论，总结出研究领域的主要趋势和问题，并提出进一步研究的建议。⑦ 结论应该总结综述的主要观点和结论，并提出对未来研究的建议。⑧ 参考文献应该列出综述所引用的所有文献，并按照学术出版社的要求进行格式化。

三、论文撰写的方法与步骤

1. 选择期刊和研究主题

首先，我们需要选择合适的期刊和研究主题。在选择期刊时，需要考虑期刊的领域范围、影响因子、接受率以及期刊的要求等。在选择研究主题时，需要根据自己的研究兴趣和专业领域进行选择。同时，需要考虑到研究主题的创新性、研究意义以及可行性等。

2. 确定论文结构

一篇论著的结构应该具备明确、合理、紧凑的特点，以确保文章具有一定的逻辑性和易读性。一般而言，一篇论著包括以下部分：① 标题页：标题、作者、机构、联系方式等。② 摘要：简要介绍研究背景、目的、方法、结果和结论等。③ 关键词：列出文章中最重要的关键词，一般不超过 5 个。④ 引言：介绍研究的背景、目的、意义以及研究假设等。⑤ 材料和方法：介绍研究的材料和方法，包括研究设计、数据采集和处理等。⑥ 结果：列出实验结果和数据分析，以表格和图形等形式展现，同时需要注意数据的准确性和精确性。⑦ 讨论：分析和解释研究结果，阐述研究的贡献和局限性，并提出未来研究的方向和建议等。⑧ 结论：总结研究结果，并回答研究问题。⑨ 参考文献：列出所引用的文献，并按照学术规范进行格式化。

3. 撰写论文的具体步骤（表 4 - 4 - 1）

（1）确定论文的目标和主题：首先需要明确论文的目标和主题，确定要研究的问题和假设。

（2）收集和整理资料：收集和整理研究所需的资料，包括文献、数据和其他相关信息。需要注意，收集的资料必须是可靠和可验证的，且需要充分考虑数据的精确性和有效性。

（3）确定研究方法：根据论文的目标和主题，确定研究的方法和技术，并详细描述研究方法和实验步骤。

（4）分析和解释数据：根据研究目的和方法，对收集的数据进行分析和解释，包括数据的可靠性和有效性的验证。

（5）撰写论文：根据论文结构和要求，撰写论文的各个部分，并注意论文的语言表达、逻辑性和严谨性。需要注意的是，每一部分都需要充分论证和支撑，避免内容重复和冗余。

（6）修改和完善论文：完成论文的初稿后，需要对论文进行修改和完善，包括语言的润色、文献的更新和完善、内容的调整等。修改时需要注意，尽量避免删减重要信息，同时注意论文的结构和完整性。

（7）提交论文：完成论文后，需要按照期刊的要求进行格式化，并提交给期刊进行审稿。在提交时需要仔细检查论文的格式和内容是否符合期刊的要求，避免不必要的拒稿。

表 4-4-1 论文撰写规范表格汇总

撰写注意事项	详 细 说 明
明确研究问题	在撰写论著前,需要明确研究问题和目的,定义研究对象和范围
深入文献研究	对相关领域的文献进行全面的搜集和研究,并阅读理解相关研究成果
合理组织论文结构	根据论著的研究目的和内容,设计合理的论文结构和章节,使之具有逻辑性和层次性
严格遵守学术规范	在论著的撰写过程中,需要遵守学术规范和伦理要求,注意文献引用和格式化等方面的要求
注重数据分析解释	论著需要充分的实证分析和数据解释,需要使用严谨的研究方法和技术,并对数据进行详细的分析和解释
注意语言表达和文字编辑	论著的语言表达需要准确清晰,避免使用口语化和流行语,同时需要进行文字润色和修改,以提高可读性和可理解性
多次修改和润色	论著的撰写需要多次修改和润色,通过反思和审视来提高论文的质量和效果
重视创新性思维	论著需要具有创新性思维,注重发现新问题和提出新观点,以提高研究贡献和学术价值

4. 学术论文的图表制作规范

制作论文中的图表可以有效地呈现研究数据和结果,提高论文的可读性和可理解性。以下是制作论文中图表的一些方法和要求:

(1)选择合适的图表类型:根据研究数据和结果的特点,选择最合适的图表类型。例如,如果要比较多组数据的大小关系,可以选择柱状图或饼图;如果要表示数据的趋势,可以选择折线图或散点图。

(2)确定图表的标题和标签:每个图表都应该有一个简明扼要的标题,以便读者了解图表的主要内容。另外,需要给图表的坐标轴添加标签,包括横轴和纵轴的标签,以及单位。

(3)保持图表的简洁和清晰:图表应该尽可能简洁明了,避免过于繁琐的细节。如果数据过多,可以考虑采用多个图表,或者使用堆积图或分组图来展示数据。

(4)给图表添加注释和解释:在图表周围可以添加一些注释和解释,以便读者更好地理解图表的含义。例如,可以添加数据来源、样本大小、置信度等信息。

(5)使用适当的颜色和字体:在制作图表时,需要注意颜色的使用,尽量选择明亮鲜艳的颜色,以便区分不同的数据。同时,选择合适的字体和字号,以保证图表的可读性。

(6)确保图表的准确性和一致性:在制作图表时,需要保证数据的准确性和一致性。尽量避免使用不同的缩放比例或不同的数据来源,以避免混淆和错误。

总之,制作论文中的图表需要根据研究数据和结果的特点,选择最合适的图表类型,并在制作过程中注意图表的简洁、清晰、准确和一致性,以便更好地展示研究结果。

5. 经验总结

在撰写论著的过程中,需要充分考虑自己的研究兴趣和能力,同时需要了解研究领域的前沿进展和学术规范。在实践中,我们还需要注意以下几点:

(1)尽早开始:论著的撰写需要充分时间和精力,尽早开始有利于提高效率和质量。

(2)多阅读和写作:阅读和写作是提高论著质量和水平的有效途径,需要不断地积累和提高。

(3)合作和交流:与同行和导师进行合作和交流,有利于提高研究思路和方法的深度和广度。

(4)关注学术前沿:及时关注学术前沿,了解最新研究成果和趋势,有利于论著的创新性和研究贡献。

(5)重视实证分析:论著需要充分的实证分析,需要严谨的研究方法和技术,并对数据进行详细的分析和解释。

(6)多次修改和润色:多次修改和润色是撰写论著的必要过程,需要充分反思和审视论文的结构和内容,以达到最佳的效果。

(7)学会学术写作:学术写作是一项重要的能力,需要掌握科学的写作技巧和规范的语言表达,以及文献引用和格式化等方面的要求。

四、论文的投稿、出版流程(图4-4-1)

1. 选择期刊

研究人员需要选择适合自己研究方向的期刊。选择适合自己研究方向的期刊,是论文投稿的关键。不同的期刊可能涉及的领域和研究主题不同。在选择期刊时,学者应该根据自己的研究主题和领域,仔细查阅目标期刊的介绍和要求,了解其主题、范围、审稿时间等情况。

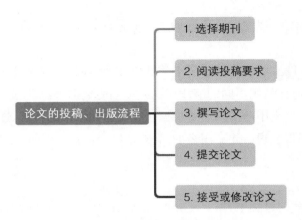

图 4‐4‐1 论文的投稿、出版流程

研究人员可以通过以下途径找到适合自己的期刊：

（1）学术数据库：例如 Web of Science、Scopus、Google Scholar 等，这些数据库可以提供各种学术期刊的介绍、排名、影响因子、引用频率等信息。

（2）学术论坛：学者可以在学术论坛上与其他学者交流，获取有关期刊的信息和建议。

（3）指导教师和同行学者：指导教师和同行学者可以为学者提供有关期刊的建议和指导。

2. 阅读投稿要求

在选择好目标期刊后，学者需要仔细阅读目标期刊的投稿要求。这些要求通常包括论文长度、格式、附加材料、引用规范等方面的要求。学者应该仔细阅读这些要求，并根据要求准备论文。如果论文没有按照要求进行准备，可能会导致论文被退回或拒绝。

下面是一些常见的投稿要求。

（1）论文长度：期刊通常会规定论文的最大长度或字数。学者应该根据要求控制论文长度，以保证论文能够在规定字数内完整阐述研究内容。

（2）论文格式：期刊可能有不同的论文格式要求。例如，一些期刊要求论文采用特定的字体、字号和行距；另一些期刊则要求作者在论文中使用特定的引文格式和参考文献格式。因此，在撰写论文时，学者应该仔细阅读期刊的论文格式要求，并严格按照要求准备论文。

（3）附加材料：一些期刊或会议可能要求学者提供附加材料，例如，数据集、图片、图表等。学者应该确保这些附加材料符合期刊的要求，并按照要求提交。

（4）引用规范：在学术论文中，引用其他学者的研究是必要的。期刊通常会要求学者按照特定的引文格式进行引用。学者应该仔细阅读期刊的引用规范，并在论文中按照要求进行引用。

3. 撰写论文

一旦确定了目标期刊，并仔细阅读了投稿要求，研究人员就可以开始撰写论文了。在撰写论文时，应该保持结构逻辑的清晰和语言的简洁，重点突出研究的创新性和重要性，并提供详细的实验或数据支持。

在撰写论文时，研究人员应该遵循以下步骤：

（1）确定论文结构：研究人员应该确定论文的结构，包括引言、相关工作、研究方法、实验结果、讨论和结论等部分。每个部分应该按照特定的顺序进行撰写，并确保各个部分之间有明显的联系。

（2）准备实验和数据：如果论文包含实验和数据分析，研究人员应该先准备好实验和数据，以便在论文中直接引用和解释。

（3）撰写论文：研究人员应该根据论文结构，撰写具体的论文内容。在撰写过程中，研究人员应该注意逻辑清晰和语言简练。

（4）编辑和校对：研究人员应该对论文进行编辑和校对，确保文法和用词正确，并确保论文符合投稿要求。

4. 提交论文

一旦论文撰写完成，研究人员就可以准备提交论文了。在提交论文之前，研究人员应该确保论文符合目标期刊的投稿要求，并且已经经过了充分的编辑和校对。研究人员应该将论文上传到目标期刊的在线投稿系统中，并根据要求填写相关信息和上传附加材料。

在提交论文时，研究人员应该注意以下几点：

（1）确保论文符合投稿要求：在提交论文之前，研究人员应该再次检查论文是否符合目标期刊的投稿要求。这包括论文格式、字数、引用规范、附加材料等。

（2）填写投稿信息：研究人员应该在投稿系统中填写相关信息，包括论文标题、作者信息、摘要、关键词等。在填写信息时，研究人员应该确保信息准确无误，并与论文内容一致。

（3）上传附加材料：如果期刊要求研究人员上传附加材料，研究人员应该在提交论文时一并上传。附加材料应该符合期刊的要求，并与论文内容一致。

（4）等待审稿结果：一旦论文提交成功,研究人员需要耐心等待期刊的审稿结果。审稿时间长短取决于期刊的审稿流程和规定。

5. 接受或修改论文

如果论文被接受,研究人员需要按照期刊的要求进行后续操作,例如,签署版权协议、提交终稿等。

如果论文被要求修改,则研究人员需要根据审稿人的反馈,对论文进行修改,并重新提交。在修改时,研究人员应该仔细阅读审稿人的意见和建议,并对论文进行充分的修订。

在修订完成后,研究人员需要重新提交论文,并等待期刊的审稿结果。如果论文仍然不被接受,研究人员可以考虑提交其他期刊,或者对论文进行进一步的修改和完善。

总而言之,学术论文的投稿流程需要研究人员认真准备、仔细阅读投稿要求、认真撰写论文、严格遵守引用规范和投稿要求,并耐心等待审稿结果和处理意见。只有经过充分的准备和认真的投稿过程,才能使论文成功发表并为学者的学术事业和学术声誉做出贡献。

参 考 文 献

［1］ 王超湘. 关于北京市图书馆文献信息资源共建共享的思考［J］. 情报资料
工作，2004，(02)：40－43.

［2］ GREWAL A，KATARIA H，DHAWAN I. Literature search for
research planning and identification of research problem ［J］. Indian J
Anaesth，2016，60(9)：635－639.

［3］ SUN L，ZHANG Y，YANG B，SUN S，ZHANG P，LUO Z，FENG
T，CUI Z，ZHU T，LI Y，QIU Z，FAN G，HUANG C. Lactylation of
METTL16 promotes cuproptosis via m6A-modification on FDX1 mRNA
in gastric cancer ［J］. Nature Communications，2023，14(1)：6523.

［4］ RONG Z，LUO Z，FU Z，ZHANG P，LI T，ZHANG J，ZHU Z，YU
Z，LI Q，QIU Z，HUANG C. The novel circSLC6A6/miR-1265/
C2CD4A axis promotes colorectal cancer growth by suppressing p53
signaling pathway ［J］. J Exp Clin Cancer Res，2021，40(1)：324.

［5］ LOFT S，POULSEN H E. Cancer risk and oxidative DNA damage in
man ［J］. J Mol Med (Berl)，1996，74(6)：297－312.

［6］ COPPOLA L，CIANFLONE A，GRIMALDI A M，INCORONATO
M，BEVILACQUA P，MESSINA F，BASELICE S，SORICELLI A，
MIRABELLI P，SALVATORE M. Biobanking in health care：
evolution and future directions ［J］. J Transl Med，2019，17(1)：172.

［7］ LIU A，POLLARD K. Biobanking for Personalized Medicine ［J］. Adv
Exp Med Biol，2015，864：55－68.

［8］ ZIKA E，PACI D，BRAUN A，RIJKERS-DEFRASNE S，DESCHENES
M，FORTIER I，LAAGE-HELLMAN J，SCERRI C A，IBARRETA
D. A European survey on biobanks：trends and issues ［J］. Public

Health Genomics, 2011, 14(2): 96 - 103.

[9] DE SOUZA Y G, GREENSPAN J S. Biobanking past, present and future: responsibilities and benefits [J]. AIDS, 2013, 27(3): 303 - 312.

[10] MANNE U, MYERS R B, SRIVASTAVA S, GRIZZLE W E. Re: loss of tumor marker-immunostaining intensity on stored paraffin slides of breast cancer [J]. J Natl Cancer Inst, 1997, 89(8): 585 - 586.

[11] BALLANTYNE A. Adjusting the focus: A public health ethics approach to data research [J]. Bioethics, 2019, 33(3): 357 - 366.

[12] GRADY C, ECKSTEIN L, BERKMAN B, BROCK D, COOK-DEEGAN R, FULLERTON S M, GREELY H, HANSSON M G, HULL S, KIM S, LO B, PENTZ R, RODRIGUEZ L, WEIL C, WILFOND B S, WENDLER D. Broad Consent for Research With Biological Samples: Workshop Conclusions [J]. Am J Bioeth, 2015, 15 (9): 34 - 42.

[13] ZHU Z, YU Z, RONG Z, LUO Z, ZHANG J, QIU Z, HUANG C. The novel GINS4 axis promotes gastric cancer growth and progression by activating Rac1 and CDC42 [J]. Theranostics, 2019, 9(26): 8294 - 8311.

[14] FU Z, ZHANG P, ZHANG R, ZHANG B, XIANG S, ZHANG Y, LUO Z, HUANG C. Novel hypoxia-induced HIF1alpha-circTDRD3-positive feedback loop promotes the growth and metastasis of colorectal cancer [J]. Oncogene, 2023, 42(3): 238 - 252.

后　记

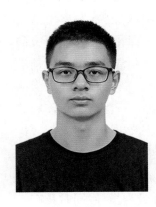

　　我是张王亿，2022 年毕业于上海市松江第二中学，现就读于清华大学致理书院生物科学专业。在高中阶段，我有幸参加了学校组织的 E‒SA‒S 科创项目，来到上海交通大学医学院附属第一人民医院，在黄陈老师的带领下，我和组员共同完成课题《环状 RNA circATRNL1 在结直肠癌中的表达情况及其与临床病理的关系研究》，并荣获上海市青少年科技创新大赛二等奖。

　　这样的微课题研究经历对我的学习和今后的专业选择具有较为深远的影响。借助于医院实验室平台，我得以学习并亲手操作相关实验，如 RNA 抽提、qRT‒PCR、细胞培养等。通过实践，既加深了我对生物竞赛中实验相关理论的理解，也充分地锻炼了我的实验操作能力，为日后的国赛实验考核奠定了一定的基础。

　　此次培训经历也让我对科研有了初步的认知。一方面，我对科研人员所从事的工作流程有了一定程度的了解；另一方面，我也逐渐从起初对实验室的好奇慢慢开始沉浸到实验室静谧的氛围之中，开始学会享受操作实验和等待实验结果的整个过程。

　　在高中伊始，我就对生物学和医学怀有浓厚的兴趣，希望将来能从事该领域的研究或实践工作。在这 2 年中，我也有幸能和医院老师、研究生学长进行交流，时常能有机会听到医院各位老师的讲座，听他们分享自身的科研和从医的经历，受此氛围影响，我也对自身的理想有了进一步的自信和肯定。

　　总而言之，这样的经历虽然短暂，但它对我的整个高中学习，乃至大学的专业方向选择带来一定的启迪与帮助。在此特别感谢黄陈老师的耐心指导，也希望这样的科研轮训能使更多有志于从事这一职业的同学受益。

——清华大学（毕业于上海市松江第二中学）　张王亿

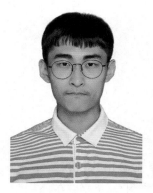

一直以来感觉自己很幸运，从高一接触生物竞赛，到高二通过松江第二中学有幸与上海交通大学医学院附属第一人民医院合作研究课题，遇到了平易近人、教导有方的黄陈老师，最后能有机会得偿所愿，通过高考考入上海交通大学医学院，攻读上海交通大学医学院临床医学八年制。通过这次课题的科研经历，我体会到了科研团队的精神力量。虽然实验历经波折，但在一次次挫折面前，我们没有气馁，而是吸取经验，发挥团队精神，克服了种种困难。同时进一步深化我对医学研究的认知，培养科研实践能力并锻炼我的团队领导能力，是一次非常宝贵的接触前沿医学研究的经历，使我下定了学习医学的决心。艰难困苦，玉汝于成，我深深明白学习医学的艰难，但我始终相信，怀揣着一颗仁心，最终在行医之道上能收获非凡的成就感和信念感，黄老师的讲话也同样启发我，临床医生和科研医生或许有职业上的划分，但其本质却是相辅相成，临床医生也要有科研的归纳精神，将身边的案例和经验进行整合，同时要保持对科研的关注，进一步提高自己的医术；科研医生也要注重科研成果的临床意义，以临床的背景为指导，同时具有实践精神，才能将科研成果更好地转化为临床工具。黄老师的观点对身为大学生的我犹如晨钟暮鼓，启蒙我打开医学之门。

——上海交通大学医学院八年制　何奕川

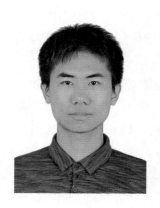

有幸在上海交通大学医学院附属第一人民医院黄陈老师课题组接受了科研培训，让我深刻领悟了学习当与实践相结合的道理。从细胞培养与冻存到 RNA 提取与反转录，再到 qRT－PCR 与配胶，每一次课我都在实践中学习新的技能，夯实自己的实验基础。

在第一节细胞培养技术中，我不仅了解到了细胞培养在多个领域的实际应用，更了解到了细胞培养的最基本原则——无菌、适当温度、一定营养。我发现，后续的所有实验操作，细究起来，都或多或少地为这 3 个条件服务。其中，让我印象最深刻的当属无菌原则。在科研培训期间，我第一次接触到了超净工作台，了解到它的使用原则，其中，有几个操作让我记忆犹新。犹记得某次老师说，若是手经过了培养皿的上方，会造成污染。一开始，我认为这一规则有些过于刻意与精细，可以不必太在意，可后来查阅资料后了解到，这样做确实会造成污染风险，给后续实验进程带来极大不便。在后续的细胞冻存与复苏操作过程中，我始终牢记这几点并以此规范操作过程。

在 RNA 提取与反转录中，我又一次深切体会到了避免污染的必要性。枪头高压灭菌、台面彻底清理、勤换手套、使用 DEPC 处理水，这些都是为的防止空气中水中的 RNA 酶造成干扰。我学到了，污染无处不在，精密的生物实验需要细心、耐心地去做好污染防护。我还了解到，实验室中的许多药品具有剧毒，如 Trizol，DEPC 等。因此，我们在做实验时务必也要做好自我防护。

在学习配胶的理论课中，老师在介绍 PAGE 胶的配置时，用 PPT 带着我们十分具体地分析了 8 种可能因配胶失误导致的电泳误差。这节课程不仅让我掌握了误差分析的基本原则，更懂得了——实验不会尽善尽美，学会回过头来审视自己的实验，找出错误再改正是非常重要的科研精神。

在 qRT—PCR 的 96 孔板配置操作课中，我了解到了生物实验如何去提前安排。老师详细地向我们讲授了如何对比分析癌与癌旁 circRNA 的表达量差异，如何进行 96 孔板的配置，以及在保证对比试验和生物学重复中如何做到加样方便等。我还体会到了做实验需要专注，96 孔板若是配错一孔可能就要从头来过，这十分考验我们的专注度。

在每一节课中，老师都让我们亲自动手，参与实验的全过程。生命科学与医学本就是基于实验的学科，完全纯理论的学习只会被束缚住手脚，成为井底之蛙，我们应当学会运用知识，将理论与实验、实践相结合。

——清华大学（毕业于上海市松江第二中学）　印家承

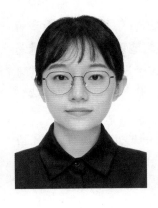

在上海交通大学医学院附属第一人民医院的本科实习阶段，黄陈老师担任我的毕业论文指导老师。黄陈老师结合我未来的研究生方向，选定了综述题目——STAT3 在消化道肿瘤上皮间质转化中的调控作用及机制。由于当时我在科研方面的经验尚浅，仅参与过暑期科研轮训，以及和同学们一起在实验室里观摩学习，所以对英文综述写作有所顾虑。黄陈老师则拿出过去指导本科生发表的综述，鼓励我先从 Pubmed 检索论文开

始做起，整理文章思路。"万事开头难"，由此我开始了第一篇综述写作过程。从大纲拟定、初稿修改，到科研绘图、答辩幻灯展示，这其中的每一项黄老师都尽心指导，令我充分感受到黄老师对学生想法的尊重和肯定。黄老师适时的建议，引导我不断完善并最终完成了这项工作。这篇文章最终获评上海交通大学医学院优秀毕业论文，于 2017 年初顺利发表在 SCI 收录杂志。

本科毕业后，我进入仁济医院消化所攻读直博，正式开始 5 年的实验工作。目前博士毕业，我进入仁济医院内科基地规培。临床工作之余继续相关领域的科研探索，也撰写中标了国家自然科学青年基金项目。我时常会想起过往的这段经历，特别感谢黄陈老师当时对我的教导和鼓励，让我提前走过了迷茫的科研学习初期，有条不紊地着手课题研究，在读研期间少了一些焦虑，多了一份沉着。

——上海交通大学医学院附属仁济医院　李博

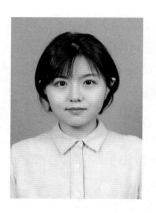

在上海交通大学医学院就读本科的第三年，我参加了学校的科研轮训并跟随黄陈老师带领的研究小组进行学习。最初，因为对科研了解甚少，我时常感到迷茫。但在黄陈老师和研究小组师兄、师姐们的帮助下，我学习了基本的科研方法，了解了生物组织芯片的构建，逐渐掌握了相关的研究技能和知识。同时，我在本科科研轮训期间有幸在黄陈老师的悉心指导下完成了第一篇 SCI 论文的撰写。黄陈老师在整个过程中给予了我极大的帮助和支持。其中印象最深刻的是在论文撰写阶段，当时我对论文的结构和写作方式十分陌生，不知如何下手。黄陈老师仔细阅读了我的初稿，给我指出了论文中存在的问题和不足之处，并给我提出了很多有建设性的修改意见。这些修改意见具体而宝贵，让我深刻地认识到了论文撰写的要求，也让我更加清晰地理解了课题的深度和广度。这个过程中，黄老师的言传身教、言简意赅的指导方式，让我在论文写作方面有了很大提升。同时，黄陈老师严谨的治学态度深深地影响了我，让我受益匪浅。

现在，作为交通大学医学院附属第一人民医院眼科的博士生，我依然在科研和临床的工作中继续求索。虽然目前的工作难度有了很大的提升，工作内容充满了挑战，但我在本科时期学到的科研技能和经验仍然对我有着巨大影响和帮助,未来也会对即将成为眼科医生的我有所裨益。回想起来,这段经历是我学术生涯中很重要的一部分。

——上海交通大学医学院附属第一人民医院 王韩影

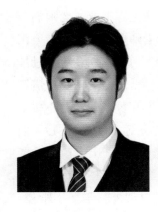

自 2020 年有幸加入黄陈老师课题组攻读硕士研究生以来,我和组内各位同门一直在黄陈老师的指导下参与松江第二中学 E - SA - S 课程及交大医学院本科科研轮训的带教工作。黄陈老师全程参与科研带教工作,开展定期会议与大课讲授,并进行选题的设计,而我们则负责带教课程的规划与设置,以及各项科研技能的理论讲授和实验带教等具体工作。这一过程不仅使参与培训的同学们获得了科研素养的全面提升,为未来的科研工作奠定了坚实基础,同样也使我们受益满满。主要体现在以下两个方面:

一是提升了我们对于研究理论和技术的全面了解和掌握。在进行科研带教前,我们对于实验室常用科研技能及其原理一知半解,仅仅停留在"知道"和"会做"的层面。但在带教过程中,我深刻认识到自己对于这些理论和技术的了解存在诸多不足之处,同时也迫使自己主动学习,不断思考,进一步完善自己的理论和操作水平,提升自我的科研素养。

二是提升了我们的教学和表达能力。科研成果的分享与交流,离不开对自我表达和授课能力的锤炼,而带教的过程,同样也是一种提升教学和表达能力的良好契机。在该过程中,我们所面对的都是没有任何科研经验的医学"小白",如何使用简单易懂的方式将研究理论和技术传授给学生,让他们听得懂,学得会,是一个十分重要的问题。这不仅要求我们对于知识有深入的了解,更需要具备清晰和流畅的表达能力。因而在这一过程中,我们的教学和表达能力得以提升,同时也更加理解了如何将复杂的内容变得简单易懂,为我们今后的科研生涯奠定了重要的基础。

综合以上两点,我认为研究生参与高中生及本科生科研带教工作是一个双赢的过程,真正实现教学相长,共同进步,值得进一步传承和推广。

——上海交通大学医学院附属第一人民医院 张原

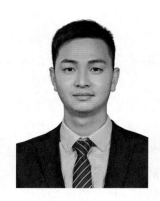

我是黄陈教授 2018 级的硕士研究生和 2021 级博士研究生罗再，我和黄老师的缘分要从本科开始说起。还记得大三阶段第一次学习临床课程《外科学》时，有幸聆听了黄老师的课程，被黄老师饱满的教学热情和清晰的思路逻辑所吸引。彼时起，我便立志考取黄老师的研究生，黄老师作为我的科研启蒙老师也鼓励我在本科闲暇时跟随课题组师兄们学习实验。我于 2018 年通过推荐免试成为黄老师的学术型研究生，硕士三年我从懵懵懂懂到小试牛刀，这一切成长离不开黄老师的悉心栽培和谆谆教诲。黄老师注重对我们的思政引领，鼓励我们树立远大理想，关心我们的成长，我也有幸先后获得了硕士生国家奖学金、唐立新奖学金、上海市优秀毕业生和上海交通大学医学院附属第一人民医院院长奖（学生奖），并多次在国内会议进行大会口头汇报。2021 年我有幸继续跟随黄老师攻读外科学博士学位，目前博士三年级在读。在博士阶段，黄老师勉励我们服务社会、回报国家，鼓励我们在学术上大胆创新、小心求证，也在生活中潜移默化地教授我们待人接物。我也有幸先后获得了博士生国家奖学金、罗氏大学研究基金，多次参加国际胃癌大会和日本肿瘤学术年会等肿瘤顶级学术会议进行口头汇报。

得益于黄老师探索建立的基于序贯制培养的科教协同育人新模式，我才有机会在黄老师指导下取得了一点成绩。我作为该模式的受益者如今也转变为服务者，从 2020 年起协助黄老师带教高中生和本科生，将优良传统和心得体会传承给学弟学妹，在黄老师带领下和课题组师弟师妹们一起推动完善本硕博一体化、高质量、高素质培养体系。

——上海交通大学医学院附属第一人民医院　罗再